Friedrich Kaindlstorfer

Die Heilkraft des Räucherns

Heimische Kräuter & Harze
für starke Selbstheilungskräfte

KNEIPP
VERLAG WIEN

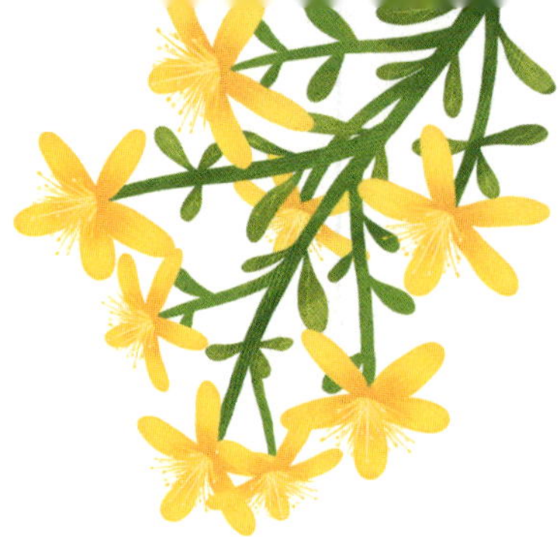

Inhalt

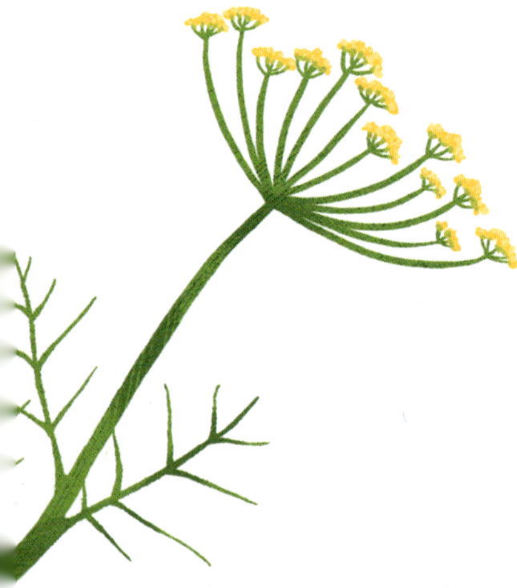

i

Inhalte mit diesem Symbol ⤓ können Sie über den QR-Code herunterladen und ansehen.

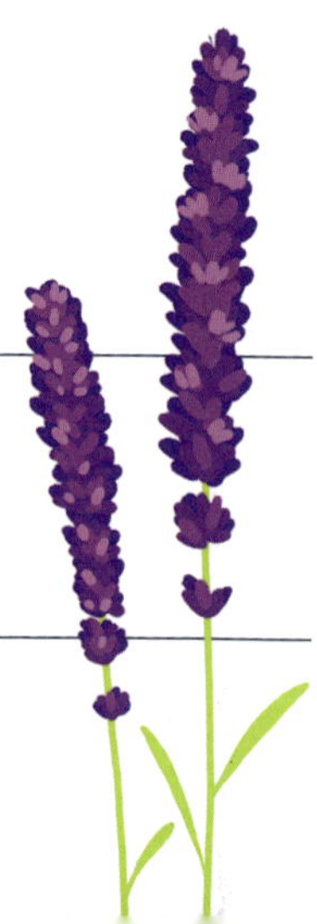

Verzeichnis der

Heilpflanzen

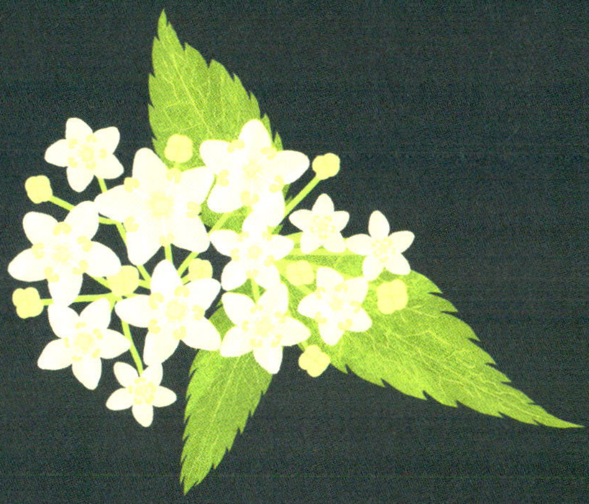

Heilsame Düfte

Die vielfältigen Möglichkeiten des Heilens, von der Naturheilkunde bis zur High-Tech-Medizin, haben mich als Leiter eines Gesundheitshotels, das auf die Kombination von moderner Wissenschaft und Traditioneller Europäischer Medizin (TEM) spezialisiert ist, immer schon interessiert. Bei meiner Ausbildung zum Praktiker der Traditionellen Medizin unserer Ahnen schnupperte ich in die Theorie und Praxis des Räucherns mit heimischen (Heil-)Pflanzen hinein. Diese Thematik hat mich sofort fasziniert und so steckte ich meine Nase immer tiefer in das Reich der Aromen und Düfte. Ich führte Interviews mit Ärzt:innen und Heilpraktiker:innen, recherchierte in neuen und alten Büchern, besuchte Kurse und Weiterbildungen bei renommierten Räucherexpertinnen und Experten und experimentierte selbst mit der Wirkung der Verräucherung von Pflanzen und Harzen.

All die Erkenntnisse, die ich über die Jahre hinweg gesammelte habe, teile ich mit Ihnen in diesem Praxisbuch. Ich beschreibe verschiedene Methoden des Räucherns, die auf einfache Weise helfen, den Alltag entspannter, stress- und vielleicht auch angstfreier zu erleben, Wohnräume zu reinigen oder die Wohnung einfach sinnlich duften zu lassen. Ich beschreibe jene Pflanzen genauer, die eine herausragende Stellung in der Räucherpraxis verdienen und die man in unseren Breiten wild sammeln kann. Mit der Zeit bekommen Sie sicher ein eigenes Gespür dafür, welche Pflanzen Sie wann räuchern wollen. Wahrscheinlich kristallisieren sich auch persönliche Duft-Lieblinge heraus.

Räuchern war in unserem Kulturkreis noch bis in die 1960er-Jahre fixer Bestandteil der Medizin und Volksheilkunde. So wurden Räucherungen für Heilzwecke auch in der Apotheke angeboten. Fichtenharz gegen Rheuma und Ausschläge, das »Strassburger Terpentin«, ein heimisches Tannenharz, gegen Bronchialverschleimung und Husten sind nur zwei Beispiele. Mit der Erfahrung und dem Experimentieren mit diversen Räucherpflanzen, die ich für verschiedene seelische (Not-)Lagen und Beschwerden beschreibe, werden Sie lernen, selbst zu spüren, welche Kräuter und Pflanzen Ihrem Körper helfen, zum Beispiel energievoller zu sein, klarer zu denken, innerlich ruhiger zu werden und die Selbstheilung anzuregen. Ich freue mich, wenn das Räuchern als natürliche Ergänzung zur Schulmedizin (wieder) einen Fixplatz in Ihrer Wohlfühlapotheke bekommt.

Wir erleben global und gesellschaftlich unruhige Zeiten. Die Pandemie hat manche von uns verunsichert zurückgelassen. Dazu kommen tagtäglich Nachrichten über Kriege, Inflation und Teuerung, die Sorge um das eigene Ein- und Auskommen, über die Zukunft unserer Kinder, das Klima und die Erde. Das kann empfindsame Menschen schon einmal aus der Balance bringen. Auch da können Räuchermischungen unterstützen, für seelische Stabilität sorgen und zur Aufhellung der Stimmung beitragen.

Ich führe ein Gesundheitszentrum, in dem die Gäste Linderung und Heilung ihrer Beschwerden suchen, Zuspruch in schwierigen Lebenslagen erwarten oder einfach nur entspannen und sich eine Auszeit vom Alltag gönnen wollen. All diese Prozesse darf ich mit Körperräucherungen, aber auch mit Vorträgen und Seminaren zum Verräuchern heimischer Naturstoffe unterstützen. Dass bei einer Körperräucherung auf allen Ebenen – der mentalen, körperlichen, geistigen und spirituellen – sogar Lebensveränderndes passieren kann, erfahre ich in der Praxis immer wieder einmal.

Alle paar Tage ziehe ich mit einer Rauch- und Duftwolke von Rosenweihrauch, Salbei und anderen Kräutern durch das Hotel. Mein Wohlfühlgruß für alle im Haus! Je nach Anlass, Stimmung und Jahreszeit haben Räucherrituale heute einen fixen Platz in meinem Leben. Sie helfen mir, das Leben genussvoller zu empfinden und gestalten. Vielleicht ergeht es Ihnen ebenso … Begeben Sie sich mit mir auf eine Entdeckungsreise durch das Reich der heilsamen Düfte!

Friedrich Kaindlstorfer

i

Auch wenn das Buch den schönen Titel »Die Heilkraft des Räucherns« trägt, kann ich natürlich kein Heilsversprechen abgeben. Ich will Sie auch keineswegs zu unreflektierter Selbsthilfe verleiten, denn eine Räucherung kann nicht den Besuch bei einer Ärztin oder einem Arzt ersetzen.

Doch das Räuchern kann bei der Heilung von Körper und Geist helfen, es kann die Selbstheilungskräfte aktivieren und die Seele beruhigen. Deshalb möchte ich Ihre Sensibilität für Düfte, in denen sich die Seele der Pflanze mit ihrer Wirkung zeigt, wecken.

Bitte räuchern Sie nicht in der Schwangerschaft und/oder im Beisein von Kleinkindern. Außerdem ist es wichtig, beim Räuchern vorsichtig zu sein, denn Sie arbeiten mit Feuer und Glut! Egal was Sie anzünden/verräuchern, lassen Sie es nicht unbeaufsichtigt.

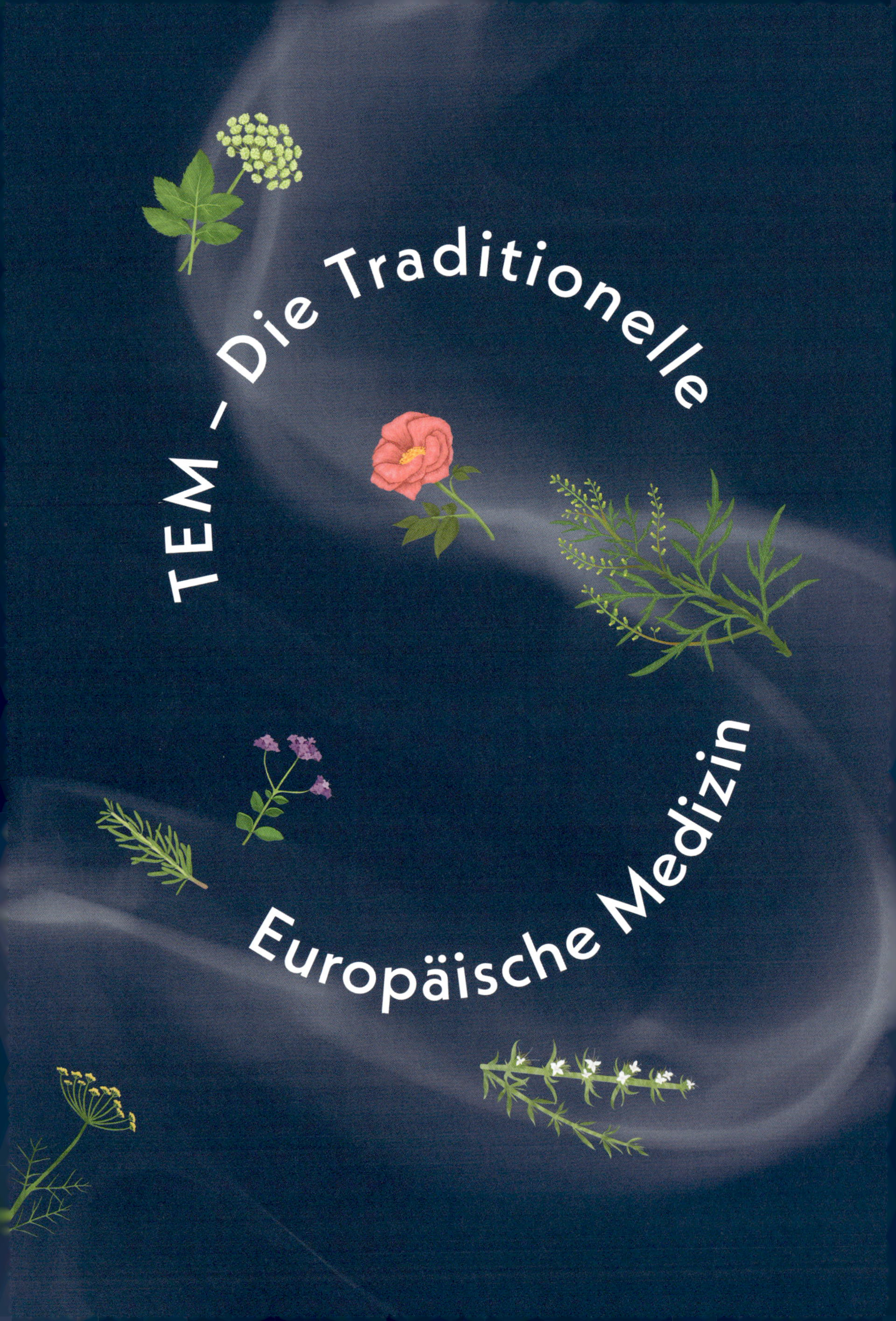
TEM – Die Traditionelle
Europäische Medizin

Bevor wir uns der Heilkraft des Räucherns widmen, ist es wichtig, die Grundlagen dieser jahrtausendealten Tradition kennenzulernen. Im Gegensatz zur Traditionellen Chinesischen Medizin (TCM) oder auch im Gegensatz zum Heilwissen des Ayurveda geriet schon seit Beginn des 19. Jahrhunderts mit den Auswirkungen der Französischen Revolution und der Aufklärung die alte Heilkunst Europas langsam, aber stetig in Vergessenheit, verdrängte doch die neue Betrachtungsweise die Medizin von den Geistes- in die Naturwissenschaften. Während also im asiatischen Raum die Tradition weitergetragen wurde und parallel zu den sich neu entwickelnden Methoden der naturwissenschaftlichen Forschung auch weiter begleitend und gesunderhaltend zur Anwendung kam, vergaßen wir in Europa das medizinische Wissen unserer Vorfahren. Dabei basieren die alten Heiltraditionen von Ost und West in ihrem Kern auf ähnlichen Erkenntnissen.

Wie die fernöstlichen Heilverfahren will auch die TEM als beseelte Heilkunst auf Basis der Säftelehre die individuelle Konstitution eines Menschen stärken, Dysbalancen regulieren helfen und die Selbstheilung aktivieren. So werden beispielsweise Aderlass, Schröpfen, die Humoralpathologie, Klostermedizin, Heilpflanzen nach der Signaturenlehre, Wasseranwendungen und Spezialmassagen aus der Überlieferung neu bewertet und eingesetzt. Dabei haben Heilpflanzen und Kräuter in der TEM ihren Fixplatz. Wer daher die Räucherpraxis mit heimischen Kräutern und Harzen verstehen und anwenden möchte, sollte sich vorher mit den Grundprinzipien der alten Heilkunde vertraut machen.

Die TEM betrachtet – ebenso wie alle anderen tradierten Heilverfahren – den Menschen ganzheitlich, also in Bezug auf seine Lebensumstände, aber auch im Wechselspiel mit Jahreszeit, Umwelt, Klima und Lebensphase. Sie kann begleitend und unterstützend zur Schulmedizin eingesetzt werden. Neueste Untersuchungen an der 1991 gefundenen Eismumie vom Similaungletscher in den Ötztaler Alpen, besser bekannt als »Ötzi«, haben gezeigt, dass die Ursprünge der europäischen Medizin noch weiter zurückgehen als vermutet. Hautbefunde sprechen dafür, dass Ötzi schon vor 5000 Jahren mit Akupunktur behandelt wurde. Die genadelten Punkte, die man am Mann im Eis fand, entsprechen den heutigen in der Akupunktur der TCM und auch in der Reflexologie der TEM. Das wird als Zeugnis einer schon damals auf Energielehre basierten Medizin gewertet.

Die Geschichte unserer Medizin

Die Fragen »Wie erhalte ich mich gesund?« und »Wie genese ich von Krankheit oder Verletzung?« haben den Menschen also schon von Urzeiten an beschäftigt. Die TEM hat griechische, römische, vielleicht auch ägyptische Wurzeln, nahm germanische, keltische und slawische Impulse auf. Sie ist beinahe 3000 Jahre am Krankenbett erprobt und gelebt worden. Wobei hier Heilmethoden und kultische Praxis stark ineinander übergingen, wie jungsteinzeitliche Funde bezeugen, für die Trepanationen eher zu kultischen als zu heilenden Zwecken sprechen. Aber selbst wenn ein Loch im Kopf dazu dienen sollte, einen Dämon in den Körper oder aus dem Körper fahren zu lassen: Der Übergang von Kult und Heilung ist fließend.

Im griechischen Raum ist kaum von magischen Heilritualen die Rede. Die alten Griechen entdeckten die Bedeutung der Prävention, sprich sie erkannten, dass es ebenso wichtig ist, Krankheiten zu vermeiden wie diese zu heilen. Deshalb war es die Aufgabe der Medizin und der Ärzte, den Menschen eine Lebensweise nahezubringen, die Krankheiten nach Möglichkeit abwehrt. Griechische Philosophen wie Aristoteles vermittelten Richtlinien für die Prävention auf dem Gebiet der Diätetik oder der Hygiene. So wurde schon damals empfohlen, sich nicht der Völlerei hinzugeben und sich täglich Gesicht und Hände zu waschen. Beim Baden war man allerdings großzügiger: Diese Reinigung sollte einmal im Monat reichen.

Hippokrates von Kos (etwa 460–370 v. Chr.) ist der wahrscheinlich bekannteste antike Arzt, der deshalb auch *Vater der Medizin* genannt wird. In der hippokratischen Lehre stand die erkrankte Person, nicht aber deren Krankheit im Mittelpunkt. Eine Krankheit konnte sich bei jedem anders äußern. Deshalb musste auf die individuellen Bedürfnisse eines jeden Kranken eingegangen werden. Das, was als personalisierte Medizin in der heutigen Schulmedizin zum teuren Forschungsthema wird, war also in der Antike bereits gang und gäbe.

Hippokrates von Kos
(um 460–370 v. Chr.),
griechischer Arzt, »Vater der Heilkunde«

Galen
(um 130–200),
griechischer Arzt
und Anatom

Avicenna
(980–1037),
persischer Arzt,
Astronom und Alchimist

Hl. Hildegard von Bingen
(1098–1179), Mystikerin
und Naturwissenschaftlerin

Grundlage der hippokratischen Betrachtungen war die Vier-Elemente-Lehre nach dem griechischen Philosophen, Politiker und Dichter Empedokles (5. Jh. v. Chr.). Hippokrates hat den Elementen Luft, Wasser, Feuer und Erde die vier Körpersäfte mit den dazugehörigen Temperamenten und Organen zugeordnet. Gesundheit war definiert durch das richtige Mischungsverhältnis der Säfte (= Eukrasie).

Galenos von Pergamon (etwa 130–200 n. Chr.) ist ein weiterer berühmter Arzt der ausgehenden Antike. Auf seinem System der Säftelehre, das er differenziert beschrieben hat, war die gesamte mittelalterliche Medizin aufgebaut. Galen schuf ein einheitliches medizinisches System aus zwei Teilbereichen, der Gesunderhaltung des Körpers und der Heilung von Krankheit. Heilung basierte wiederum auf drei Säulen, der *Physiologie*, der *Pathologie* und der *Therapie*. Zur Therapie gehören Diätetik, Pharmazeutik und Chirurgie.

- Die Physiologie beschäftigt sich mit allen natürlichen Vorgängen, den *res naturales*. Diese Wissenschaft bezieht sich nicht nur auf den Körper, sondern umfasst die gesamte Natur.
- Die Pathologie befasst sich mit krankhaften Vorgängen im Körper, den *res contra naturam*.
- Die Therapie des galenischen Systems stützte sich auf die Verabreichung von individuellen Arzneien und die Einhaltung einer Diät.

Paracelsus
(1493–1541), Arzt, Alchimist, Astrologe, Mystiker, Laientheologe und Philosoph

Hl. Theresa von Avila
(1515–1582), Mystikerin, Kirchenlehrerin und Begründerin des Teresianischen Karmels

Sebastian Kneipp
(1821–1897),
Priester und Hydrotherapeut,
Begründer der Kneipp-Medizin

Wilhelm Winternitz
(1834–1917), Mediziner und Wegbereiter der modernen Hydrotherapie

Im frühen europäischen Mittelalter gerieten viele der antiken Lehren durch Völkerwanderungen und die beginnende Christianisierung in Vergessenheit. Im islamischen Kulturraum und im byzantinischen Osten wurde dagegen die antike Tradition weiter gepflegt und fand durch Übersetzungen ins Lateinische abermals Eingang in die europäische Gedankenwelt, die vor allem in den Klöstern aufgenommen und dokumentiert wurde. Mit Hildegard von Bingen (1098–1179) fand die mittelalterliche Klostermedizin ihren Höhepunkt. Die Leistung Hildegards liegt unter anderem darin, dass sie das damalige Wissen über Krankheiten und Pflanzen aus der griechisch-lateinischen Tradition mit dem der Volksmedizin zusammenbrachte und die deutschen Pflanzennamen nutzte.

Die Neuzeit brachte durch den Arzt und Philosophen Theophrastus Bombastus von Hohenheim (1493–1541), der sich ab 1529 Paracelsus nannte, eine völlig neue Sicht in die Medizinwissenschaft. Die Lehren des Paracelsus fußten sowohl auf Natur- als auch auf Gotteserkenntnis. Er stellte die damals übliche Humoralpathologie (Vier-Säfte-Lehre) nach Galen in Frage und glaubte mit seiner medizinischen Auslegung der Alchemie, die er »Spagyrik« nannte, den richtigen Weg der Medizin gefunden zu haben.

Samuel Hahnemann (1755–1843) mit der von ihm begründeten *Homöopathie*, der Geistliche Sebastian Kneipp (1821–1897) mit den *fünf Säulen für ein gesundes Leben* und auch Rudolf Steiner (1861–1925) mit der *Anthroposophie* wurden im Laufe der Jahrhunderte zu wertvollen Vertretern und Impulsgebern der TEM.

Der medizinische Umbruch im 19. Jahrhundert mit der Hinwendung zur Zellularpathologie beendete die Ära der TEM als universitärer Medizin. Die Schulmedizin ging immer mehr ins Detail und vergaß dabei, die Aufmerksamkeit auf das Ganze zu lenken. Die TEM dagegen tut genau das, sie lebte und lebt im Volk, bei traditionellen Heiler:innen und in der Ganzheitsmedizin weiter. Sie wird seit einigen Jahren Schritt für Schritt von Wissenschaftler:innen verschiedener Bereiche aus alten Schriften, Kräuterbüchern und Erfahrungsberichten zusammengetragen und wiederbelebt.

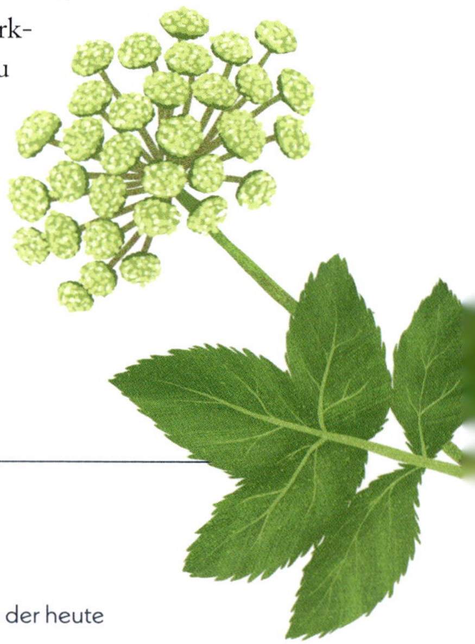

i

Die Eltern der Naturheilkunde

- **Hippokrates von Kos** wendete »gewürzhafte Rauchwerke« an.
- **Galenos von Pergamons** Prinzip der Säftelehre bildet die Grundlage der heute praktizierten TEM.
- **Hildegard von Bingen** nutzte das Räuchern, um »Luftgeister« zu vertreiben und die Atmosphäre zu reinigen, wenn Klärung und Reinigung notwendig waren.

Die Prinzipien der TEM

Die ganzheitliche Betrachtung des Menschen

In der ganzheitlichen Betrachtung des Menschen wird der Patient als einzigartiges, veränderungsfähiges Wesen, das großes Selbstheilungspotenzial in sich birgt, gesehen. Wenn der Organismus aus der Balance gerät, hat der Arzt eine Summe von diagnostischen Methoden, allen voran das Anamnesegespräch ohne Zeitdruck. Dabei werden alle Lebensbereiche hinterfragt und deren Zusammenspiel betrachtet. Anschließend wird der Patient mit allen Sinnen durch den Arzt wahrgenommen: abgehorcht, beklopft. Weitere Diagnoseverfahren sind etwa die ausgereifte Puls- und Zungendiagnostik, die Antlitzdiagnostik, die Analyse des Blutes oder auch die Iridologie (Begutachtung der Iris). Die genaue Analyse der Einflüsse innerer und äußerer Reize (= der *temperatio*) auf den Patienten dient zur Beurteilung des individuellen Temperamentes. In der Zusammenschau mit schulmedizinischen Untersuchungsergebnissen kann heute umfassend befundet werden.

Ausgewogenheit der Säfte

Die Medizin der Elemente, Temperamente und Säfte ist die natürlich gewachsene Heilkunde Europas. Das größte Geschenk dieser Medizin ist die vorbeugende Gesunderhaltung durch den Ausgleich der Elemente und Säfte im menschlichen Körper.

In der Säftelehre geht man davon aus, dass jeder Körper im Wesentlichen aus Blut (lat. *sanguis*), Schleim (griech. *phlégma)*, der gelben Galle (griech. *cholé*) und der schwarzen Galle (griech. *mélaina cholé)* besteht. Diese Säfte müssen im Gleichgewicht (Eukrasie) sein, damit Körper und Geist gesund sind. Krankheitssymptome beschreiben ein Ungleichgewicht (Dyskrasie) der Säfte und das Bestreben des Körpers, kranke Säfte unschädlich zu machen und auszustoßen. Die TEM geht nun davon aus, die natürliche Heilkraft des Körpers anzuregen, damit die Säfte wieder zu ihrem Gleichgewicht finden.

In der Antike glaubte man, dass der Körper von diesen vier Säften, die nicht als Flüssigkeiten, sondern als Grundfunktionen (Kräfte) im Organismus zu verstehen sind, gesteuert wird. Diese Funktionsprinzipien vereinen sich mit den Wirkprinzipien des Lebens, nämlich Wärme und Feuchtigkeit, oder anders ausgedrückt: mit Energie und Substanz. Beide sind voneinander abhängig, bedingen einander und können jeweils ineinander umgewandelt werden. Die Energie bewegt sich zwischen den Polen warm und kalt, die Substanz zwischen feucht und trocken.

Die schwarze Galle werde, so glaubte man, in der Milz produziert. Bis heute kann man aus den alten Quellen nicht konkret schließen, was mit dem Begriff gemeint war. Der Schleim wurde dem Gehirn zugeordnet und sollte den Körper kühlen. Das Blut gehörte zum Herzen und die gelbe Galle wurde der heutigen Denkweise entsprechend der Leber zugeordnet.

Der Arzt musste einst wissen, in welche Richtung der Säftehaushalt bei einer bestimmten Krankheit verschoben ist. War zum Beispiel zu viel Blut im Körper vorhanden, konnte die Methode des Aderlasses die Krankheit vertreiben. Man musste natürlich auch, je nach Jahreszeit, das jeweilige naturgegebene Ungleichgewicht im Körper ausgleichen. Zum Beispiel sollte man im Winter, der ja kalt und feucht ist, besonders wärmespendende Heilkräuter zu sich nehmen.

Im Gleichgewicht (Eukrasie) heißt gesund

Der Mensch ist also gesund, wenn sich die Säfte im Gleichgewicht, die Eigenschaften in der Mitte befinden. Die Mitte ist durch das richtige Verhältnis der Körpersäfte definiert, das bei jedem Menschen unterschiedlich ist. Daher sind keine zwei Kranke gleich zu behandeln. Wahre Ausgeglichenheit ist ein Zustand der vollkommenen Gesundheit und wird selten erreicht.

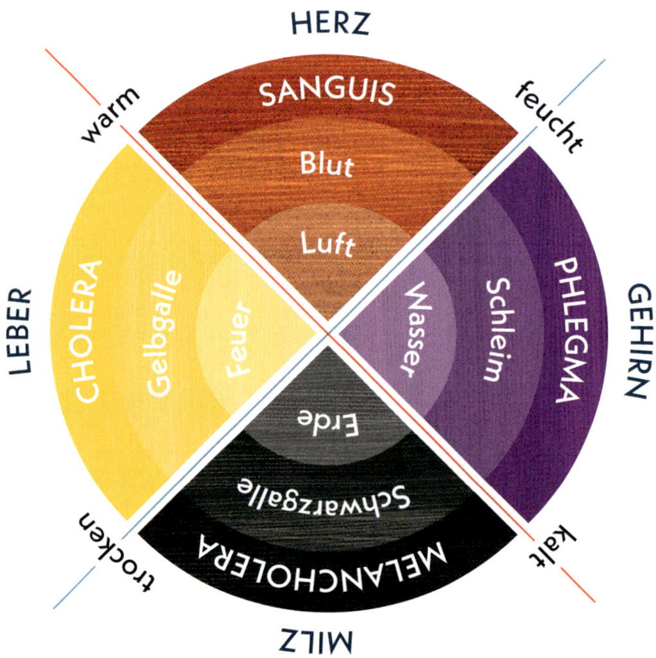

Jeder Saft ist einem Element zugeteilt. Rotes Blut der Luft, gelbe Galle dem Feuer, schwarze Galle der Erde und weißer Schleim dem Wasser. Die Elemente sind die Grundbausteine des menschlichen Körpers. Man unterscheidet zwischen leichten und schweren Elementen. In der TEM kommt neben Feuer, Luft, Erde und Wasser ein fünftes Element hinzu: der **Äther.** Das Element Äther gilt heute als das Übergeordnete/Feinstoffliche. In der Philosophie spiegelt sich Äther in dem Begriff Quintessenz *(das Wesentliche, das Wichtigste)*.

TIPP • TIPP • TIPP •

Leichte Elemente sind Feuer und Luft. Sie unterstützen die Entstehung und Bewegung der Lebensgeister.

Schwere Elemente sind Erde und Wasser. Sie unterstützen die Ruhe und Gelassenheit im Körper.

Die Archetypen

Ein weiterer bedeutender Grundaspekt der TEM ist die Temperamentenlehre, die mehr als 2500 Jahre alt ist. Die Temperamente, auch Archetypen genannt, geben an, wie ein Mensch seinem vorherrschenden energetischen Prinzip (Säftelehre) entsprechend auf äußere und innere Einflüsse reagiert.

Die TEM-Therapien werden auf die individuelle Konstitution abgestimmt, sodass die Stärken des Naturells gefördert, die körperlich-geistig-seelischen Kräfte harmonisiert und die Selbstheilung angeregt werden, um Beschwerden zu lindern. Es wird zwischen vier Temperamententypen unterschieden: Phlegmatiker, Sanguiniker, Choleriker und Melancholiker.

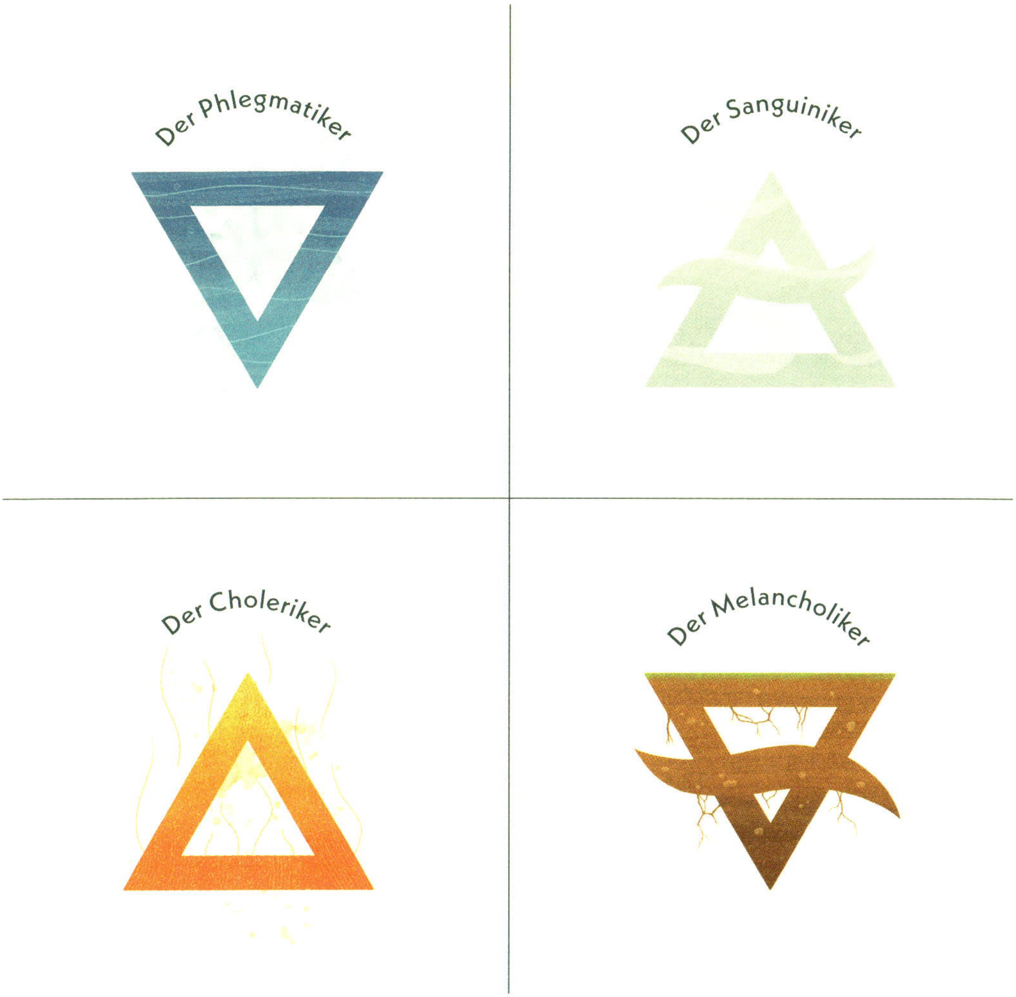

Der Phlegmatiker

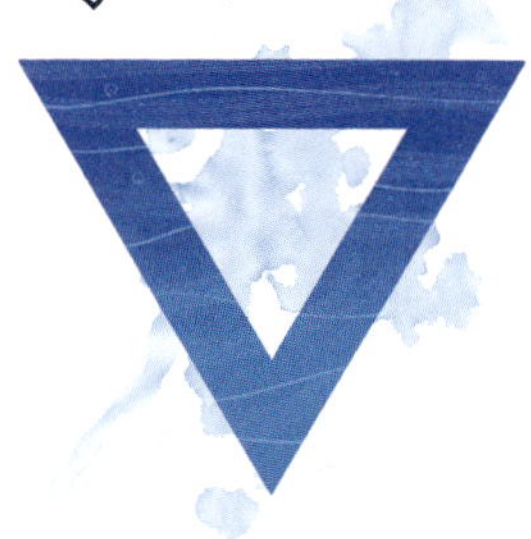

Der **Phlegmatiker** verkörpert das Wasser-Prinzip und die gespeicherte, ernährende Energie (Reserven) mit den Eigenschaften kalt und feucht. Er hat die Fähigkeit, einen kühlen Kopf zu bewahren, wo andere ihn längst verlieren. Genuss ist dem Phlegmatiker wichtig, und man kann sich auf ihn verlassen. Dieser Archetypus steht für Hilfsbereitschaft, Liebe, Intuition und Mitgefühl. Er bringt Reserven mit, um Dinge zu vollenden, aber er initiiert wenig selbst. Er hat Probleme, in Gang zu kommen, aber wenn er läuft, dann beharrlich und voll Energie. Das ernährende und speichernde Prinzip (Schleim) herrscht vor.

Häufige Beschwerden	**Stärkung der Konstitution**	**Zugeordnete Räucherpflanzen**
Die Feuchtigkeit stagniert. Neigung zu Schwellungen der Schleimhäute, Probleme mit den Mandeln, Katarrhe, Ekzeme, Hautausschlag. Die Symptome sind eher moderat und lang anhaltend.	Wärmende und trocknende Anwendungen, Fieber nicht unterdrücken. Warmer Brustwickel. Zu viel Phlegma kann zu Sturheit und extremer Beharrlichkeit im Verhalten führen.	Fenchel und Dost helfen, übermäßige Verbohrtheit zu harmonisieren.

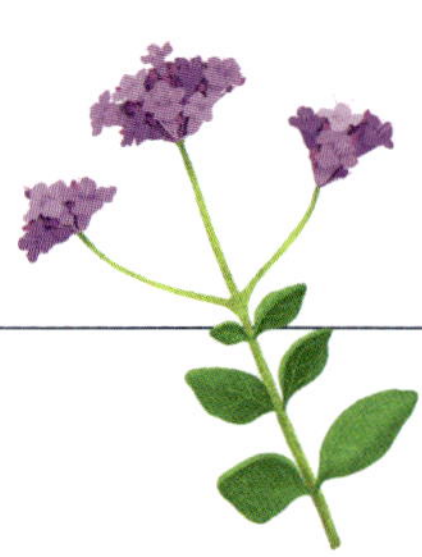

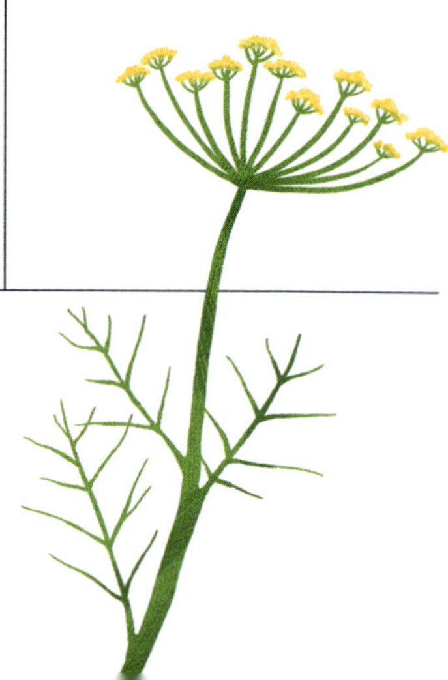

Der Sanguiniker

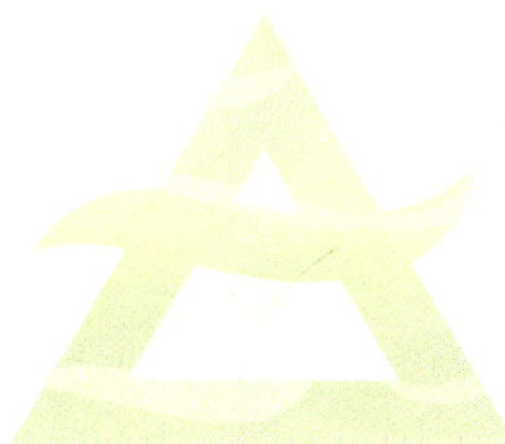

Der **Sanguiniker** verkörpert das Luft-Prinzip und die aktive Qualität mit den Eigenschaften warm und feucht. Begeisterungsfähig, offenen Herzens und optimistisch geht er durch das Leben. Nach dem Motto »Was kostet die Welt?« ist er leicht zu begeistern, aktiv, offenherzig, energiereich. Er steht für Kreativität, Spontanität und Leichtigkeit. Er tut, was ihm Spaß macht, und ist nicht nachtragend. Es stehen ihm als Impulsgeber sowohl Wärme als auch Feuchtigkeit zur Verfügung, und er kann daher energiemäßig aus dem Vollen schöpfen.

Häufige Beschwerden	Stärkung der Konstitution	Zugeordnete Räucherpflanzen
Neigung zu Fieberschüben, akuten Entzündungen des Herzens, der Gelenke und der Nieren. Ist der Sanguiniker krank, dann oft kurz und heftig. Er neigt nicht zu chronischen Erkrankungen.	Kühle Anwendungen, etwa Brust- oder Leberwickel. Ganzkörperabreibungen mit Traubenkern- und Melissenöl. Zu viel Sanguis führt zu Realitätsflucht und Träumerei.	Eisenkraut und Mädesüß können einen Ausgleich schaffen.

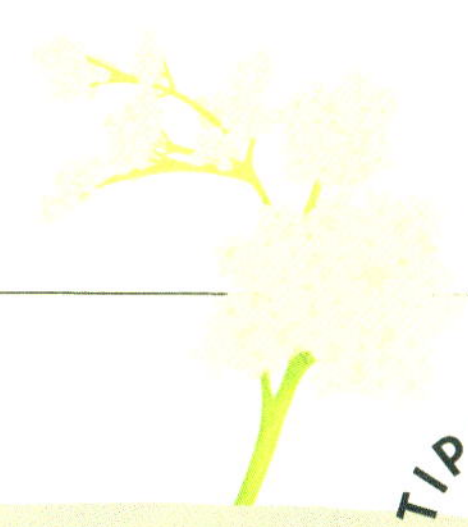

TIPP

Wir alle sind vornehmlich Mischtypen, wobei meist ein Temperament vorherrschend ist. Allen, die ihr diagnostisches Wissen vertiefen möchten, sei der Fragebogen auf der Webseite des ersten Zentrums für TEM in Bad Kreuzen ans Herz gelegt. Diesen Fragebogen können Sie über den QR-Code im Inhaltsverzeichnis aufrufen. Oder Sie gehen direkt auf tem-zentrum.at/archetypen.html.

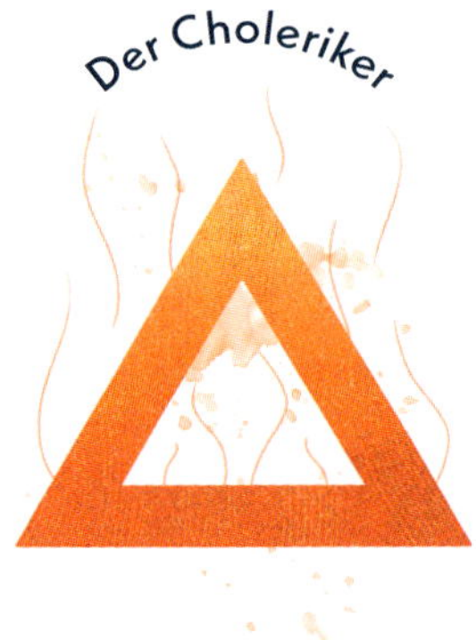

Der **Choleriker** verkörpert das Feuer-Prinzip und den inneren Antrieb mit den Eigenschaften warm und trocken. Extrovertiert, hitzköpfig und manchmal auch etwas unkontrolliert bewältigt er das Leben. Dieser Archetypus steht für Führung und Einsatzfreude auch in problematischen Zeiten. Der Choleriker hat ein hitziges Wesen, zeigt Führungsqualität nach dem Motto »schneller, höher und weiter«. Er steht für Lebenskraft, Aktivität, Vitalität, Durchsetzungsvermögen und Selbstbewusstsein, neigt zu Übertreibungen, zu Gefühls- und Wutausbrüchen. Die Dominanz wird unterstützt von seinem hohen Wärmepotenzial, kombiniert mit reduziertem Feuchtigkeitsprinzip.

Häufige Beschwerden	**Stärkung der Konstitution**	**Zugeordnete Räucherpflanzen**
Neigung – wie beim Sanguiniker – zu Entzündungen der Gelenke, daher zu Gicht, Rheuma, Steinleiden, Allergien, heftigen Schmerzzuständen, Bluthochdruck.	Kühlende und beruhigende Anwendungen, die das Hitzeprinzip reduzieren. Spezialmassage mit Distel-, Mandel- oder Lavendelöl. Zu viel Cholera kann zu Anspannung und Überaktivität führen.	Löwenzahn und Veilchen gleichen diese Zustände aus.

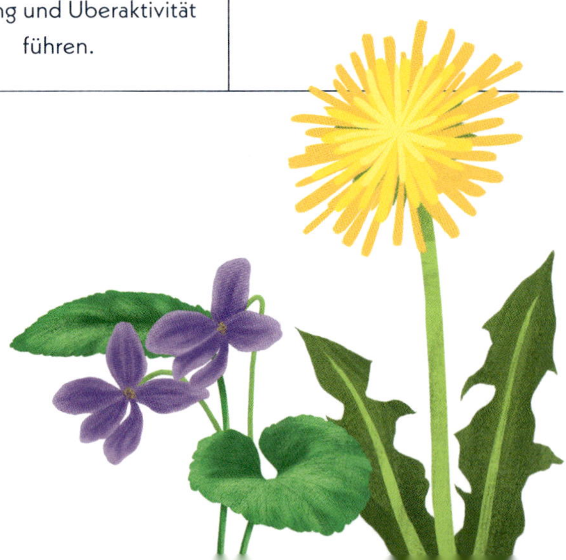

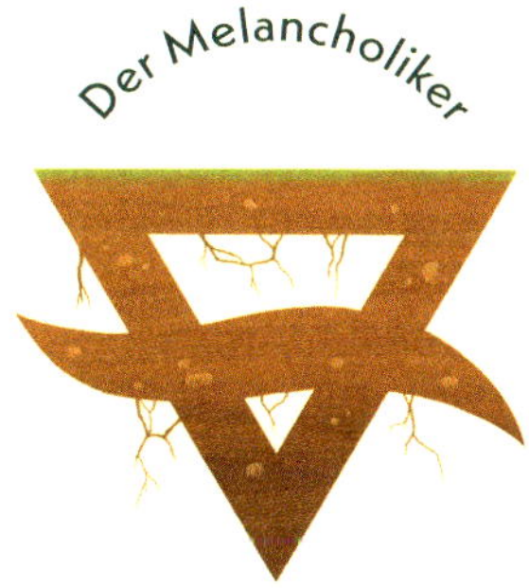

Der **Melancholiker** verkörpert das Erd-Prinzip und die begrenzende und beschränkende Kraft mit den Eigenschaften kalt und trocken. Viel denkend, ja vielleicht grübelnd meistert er das Leben. Dieser Archetypus steht für das Verlangen nach Ordnung. Der Melancholiker ist ein Mahner, schätzt die Schönheit und Intelligenz und ist eher introvertiert. Der Melancholiker rafft sich schwer zu einer Aktivität auf und ist eher pessimistisch gestimmt. Seine Schwäche ist der Mangel an Wärme- und Feuchtigkeitsprinzip.

Häufige Beschwerden	Stärkung der Konstitution	Zugeordnete Räucherpflanzen
Da Wärme und Feuchtigkeit fehlen, die Heilreaktionen unterstützen können, leidet der Melancholiker oft an schleppend chronischen und degenerativen Erkrankungen. Er ist oft mager und neigt zu Depressionen.	Warme Anwendungen wie warme Brust- und Leberwickel. Heilerde-Kur (1 Teil Heilerde in einem Glas Wasser auflösen) am Morgen lindert Magen-Darm-Beschwerden. Spezialmassage mit stärkendem Zedernnussöl tut ihm gut. Zu viel Melancholera kann zu ängstlichen und schwermütigen Gedanken führen.	Kiefer und Wermut können einen emotionalen Ausgleich schaffen.

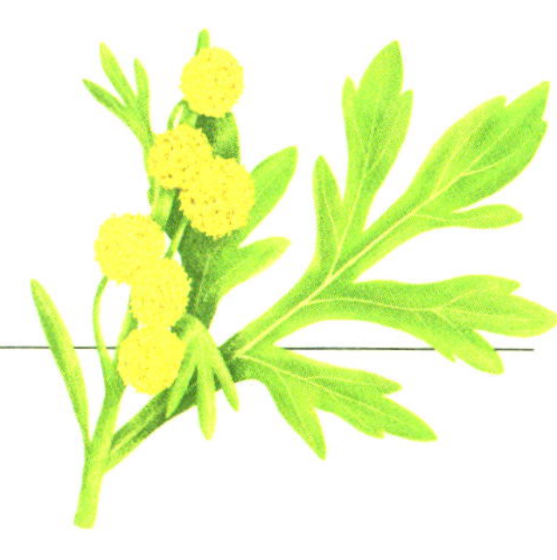

Heilpflanzen in der Medizingeschichte

Neben der Lebensordnung (Lebensstil), Ernährung, Bewegung und physikalischen Therapien haben Heilpflanzen einen hohen Stellenwert in der traditionellen Medizin. Es kommen Pflanzen frisch oder als Aufguss bzw. Auskochung (Tee), Saft, Tinktur, Extrakt, Pulver, ätherisches Öl therapeutisch zum Einsatz. Bis ins 19. Jahrhundert hinein nimmt die Heilpflanzenkunde und Phytotherapie in Europa die wichtigste Rolle bei der medizinischen Versorgung ein.

In der Antike wird das Heilpflanzenwissen systematisch festgehalten. Der römische Gelehrte Plinius der Ältere (24–79 n. Chr.) beschrieb bereits 1000 Heilpflanzen in seinem Werk *Naturalis historia*, einem enzyklopädischen Werk zur Naturheilkunde.

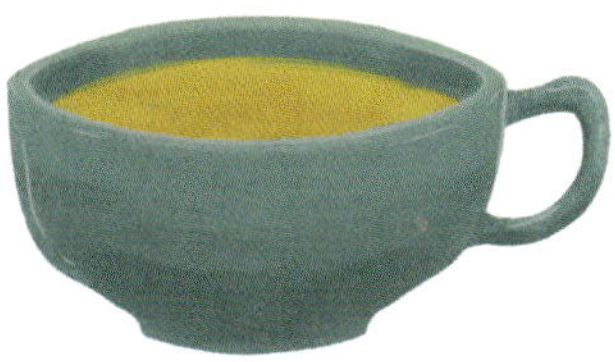

TIPP • TIPP • TIPP •

Die **Naturalis historia** umfasst 37 Bücher mit insgesamt 2493 Kapiteln. Es ist das Wissen von etwa 500 Autoren darin versammelt. Plinius der Älter verknüpfte so unter andem des traditionelle Wissen griechischer Autoren wie Aristoteles und Hippokrates von Kos mit damals neuen Erkenntnissen von zum Beispiel Cato und Aggripa. Ganz allein hat Plinius der Ältere diese Enzyklopädie aber nicht zusammengetragen, tatsächlich ist er vor der Fertigstellung verstorben. Wer mit ihm an diesem wichtigen Werk gearbeitet hat, ist leider nicht überliefert.

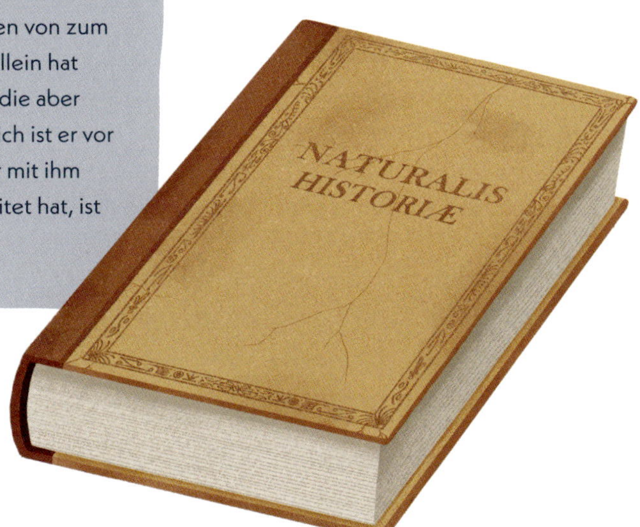

Erstmalig ordnete Galen um 130–200 n. Chr. auch Arzneistoffe den Elementenqualitäten zu. Zum Beispiel können bei kalten und feuchten Erkrankungen, wie Erkältung, wärmende und trocknende Pflanzen Linderung schaffen. Etwa ein Jahrhundert später beschreibt Hildegard von Bingen in ihrem naturheilkundlich-medizinischen Werk viele Arzneien mit Qualitäten und Wirkungsweisen. Ende des 11. Jahrhunderts entstand das Werk *Macer floridus* von Mönch Odo Magdunensis, das im mitteleuropäischen Raum als Standardwerk der Kräuterheilkunde galt. Odo meinte, dass das spezifische Wirkungspotenzial von Pflanzen mit den Primärqualitäten (warm-kalt, feucht-trocken) verbunden ist und für Heilzwecke genutzt werden kann. Die Verbreitung des Pflanzenwissens geschah im deutschsprachigen Raum vor allem durch die gut dokumentierte Klostermedizin, durch zahlreiche Handschriften und Kräuterbücher, die mit der Erfindung des Buchdrucks in großer Zahl aufgelegt wurden.

In unserer modernen, naturwissenschaftlich geprägten Forschung und Medizin werden meist einzelne Inhaltsstoffe der Pflanze extrahiert und genutzt, etwa beim Herzmittel »Herzglykosid Digitalis« (Extrakt aus dem Fingerhut). Man weiß aber heute auch, dass die Wirkung von Phytopharmaka oft nicht auf einzelne Substanzen zurückzuführen ist, sondern dass ein Zusammenspiel mehrerer Inhaltsstoffe für die Gesamtwirkung eines pflanzlichen Arzneimittels verantwortlich ist. Die TEM verwendet die Pflanzen gemäß der Signaturenlehre als Ganzes. So achtet man bespielsweise darauf, wo eine Pflanze wächst, wie sie aussieht, welche Farbe, welchen Geschmack und Duft sie hat. Die Pflanze wird als Lebewesen mit Haupt- und Nebenwirkstoffen gesehen, die in ihrer Wirkung zusammenspielen und auf verschiedene Systeme im menschlichen Organismus Einfluss nehmen. Die Pflanzenseele kann auf die Menschenseele wirken, was man in der Homöopathie, beim Räuchern oder bei Bachblütenessenzen nutzt. So können Heilpflanzen Impulsgeber auf der körperlichen, mentalen und emotionalen Ebene sein. Sie regen die Selbstregulation und Selbstheilung an.

So wie der Mensch besitzt auch die Pflanze humorale Qualitäten, die wir uns beim Räuchern zunutze machen. Deshalb kann man den Archetypen auch spezielle Pflanzen zuordnen (siehe Seite 13 ff.). Dabei sollte immer darauf geachtet werden, dass die TEM in erster Linie die Vorsorge im Auge behält, also das Verhindern von Krankheiten. So sind auch die nun folgenden Räuchererfahrungen und -tipps als komplementäre Medizin zu betrachten, die eine Therapie – sei sie nun schulmedizinisch oder naturheilkundlich – ergänzen und niemals ausschließen.

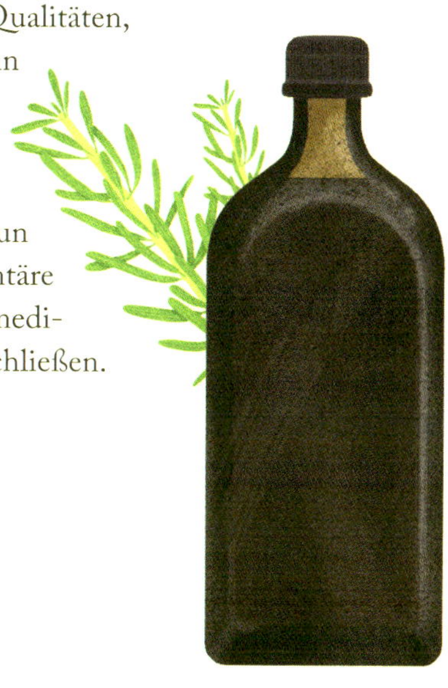

Räuchern

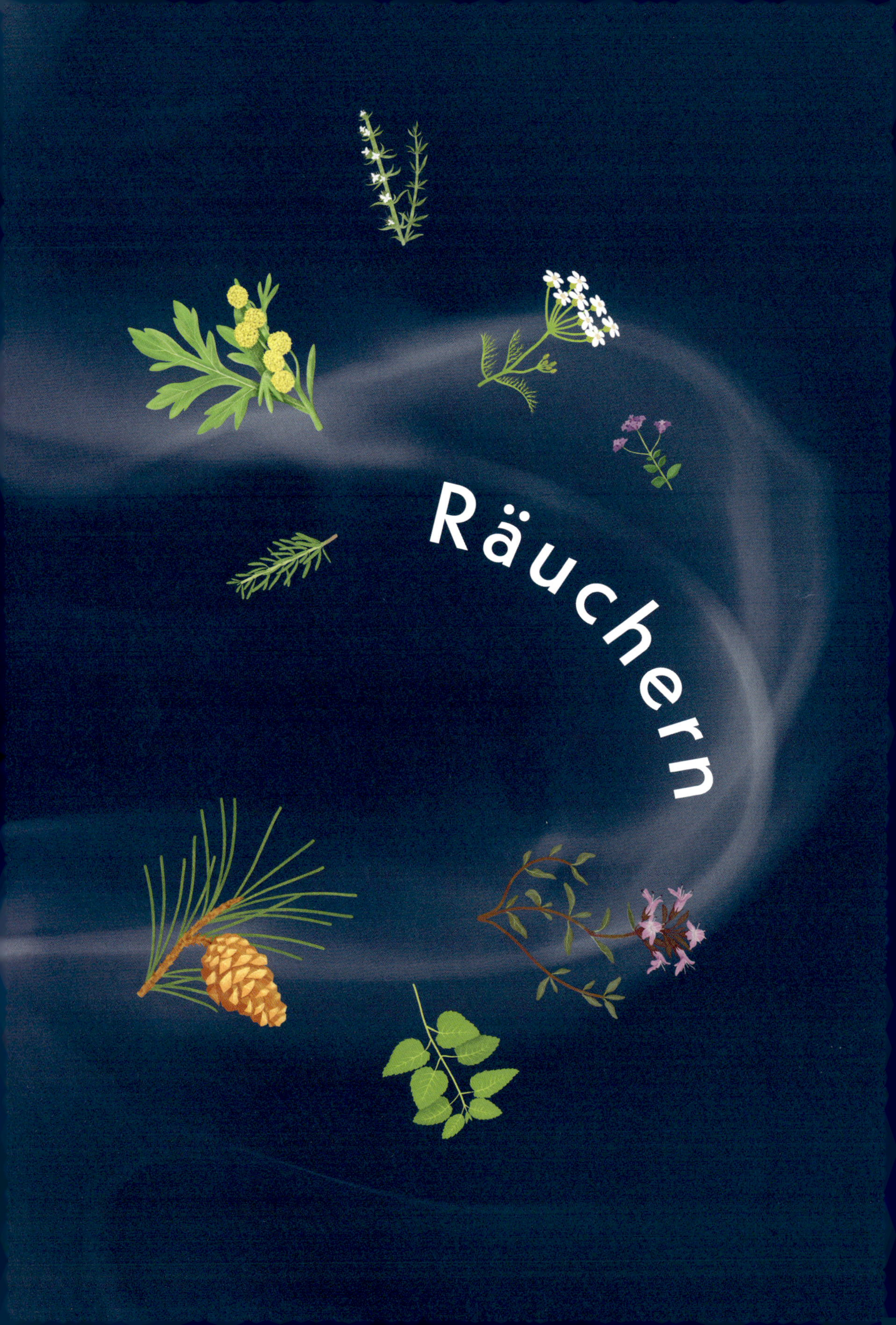

Gerüche und Düfte prägen uns viel mehr, als uns bewusst ist, sie wirken direkt über das Gefühlszentrum und wecken Erinnerungen. Während visuelle, akustische und haptische Reize in der Großhirnrinde verarbeitet werden müssen, wirken Gerüche unmittelbar auf das limbische System, wo Emotionen verarbeitet werden. Düfte sind also eng mit Gefühlen, dem Erinnern und dem vegetativen Nervensystem verbunden. Sie sind maßgeblich daran beteiligt, ob Stress- und Sexualhormone tanzen, ob das Herz schneller oder langsamer schlägt, sie wirken auf Verdauung und Atmung sowie auf die Ausschüttung von Botenstoffen, die Schmerzen stillen, euphorisieren oder uns hellwach im Oberstübchen machen. Der »stumme Sinn«, wie der Geruchssinn genannt wird, den wir im multimedialen Zeitalter gerne vernachlässigen, ist unser ältester Sinn.

i

Vom Duftmolekül zum komplexen Duft

Düfte sind komplex und bestehen aus vielen Einzelkomponenten. Der Geruch von Schokolade zum Beispiel hat rund 500 Komponenten, ein exquisiter Rotwein bringt es auf 700 chemische Signale, die unser Riechorgan fordern. Man schätzt, dass wir mehr als 10.000 Düfte unterscheiden können. Neueste Forschungen gehen davon aus, dass es noch viel mehr sind. So betörend mancher Duft auch sein mag, in vielen Fällen fehlen uns die Worte, um ihn zu beschreiben.

Der unterschätzte Sinn

Es ist die Nase, die ein Neugeborenes zur Mutterbrust führt, weil es die Milch riecht. Auch wenn wir rund 20 Prozent der Informationen aus der Umwelt mit dem Geruchssinn wahrnehmen, ist die moderne Welt von visuellen Reizen geprägt. Unser »stummer Sinn« ist erst relativ kurz Gegenstand intensiverer Forschung.

Seit Anfang der 1990er-Jahre beschäftigen sich Molekularbiologen, Genetiker, Neurologen und Computerexperten mit der Nase. So erhielten die amerikanischen Wissenschaftler Linda B. Buck und Richard Axel für die Erforschung der Riechrezeptoren im Jahr 2004 den Nobelpreis für Medizin. Allmählich wird klarer, auf welchen Wegen der Duft ins Gehirn gelangt, wie er dort beurteilt, entschlüsselt und gespeichert wird.

Mittlerweile können auch künstliche Nasen hergestellt werden, zu deren Einsatzfeldern etwa die medizinische Diagnostik von Diabetes zählt, weil sich im Atem von Zuckerkranken Aceton erschnüffeln lässt. Die elektronische Nasentechnologie (ENT) könnte in der Lebensmittelindustrie und als intelligenter Brandmelder Karriere machen, weil sie Ausgasungen von Materialien erkennt, noch bevor es zu einem Schwelbrand kommt. Aber keine Angst: Die Expert:innen sind sich einig, dass die menschliche Nase zum Beispiel in der Wein-, Gewürz- oder Parfumbranche nicht ausgedient hat.

Jeder Mensch hat bei bestimmten Düften sofort ein Bild oder Gefühl im Kopf. Übrigens zeigten Befragungen, dass der Duft nach frisch geschnittenem Gras oder einer Wiese zu den beliebtesten zählt. Studien belegen, dass Menschen, wenn sie einem angenehmen Geruch ausgesetzt sind, Gesichter attraktiver bewerteten. Schönheit liegt also nicht nur in den Augen, sondern auch in der Nase der Betrachtenden. Jeder Geruch hat auf jedes Individuum eine ganz spezielle Wirkung. Fazit: Unser Geruchssinn eröffnet uns ein sinnliches Genusstor zur Welt. Welcher Satz könnte das eindrucksvoller verdeutlichen als Marilyn Monroes Antwort auf die Frage, was sie nachts im Bett trage? »Einen Tropfen Chanel Nr. 5 …«

Was gut schmeckt, entscheidet die Nase

Der Geschmackssinn ist ohne unseren Geruchssinn beinahe hilflos. Rund 80 Prozent des Geschmackserlebnisses läuft über die Nase. Die Zunge kann über die Geschmacksqualitäten süß, sauer, salzig, bitter und umami entscheiden – und das war's auch schon. Das ausschlaggebende Urteil über den Geschmack einer Speise fällt die Riechschleimhaut durch die Duftmoleküle, die nicht nur als Aroma, sondern wie durch einen Kamin vom hinteren Teil des Mundes über den Gaumen in die Nase ziehen.

Entscheidend für das Entstehen der Empfindung »schmeckt gut« oder »schmeckt schlecht« ist die Ausbildung eines individuellen Geschmackserkennungsgedächtnisses. So registriert das Gehirn den Wohlgeschmack einer sättigenden Speise zum Beispiel als Belohnung, die über den kalorischen Wert hinausgeht. Diesen Genuss möchte man dann öfter erleben. Löst eine Mahlzeit dagegen Magenschmerzen oder Übelkeit aus, führt dies zu einer Aversion, die abgespeichert wird. Viele äußere Einflüsse bestimmen diese Entwicklung mit. Gibt man Kindern früh frische, saisonale und unbehandelte Lebensmittel, werden ihnen diese auch später schmecken. Bekommen sie dagegen Fertigprodukte mit Geschmacksverstärkern und stark gesüßte Säfte, wird ihr Geschmack eher in diese denaturierte Richtung geschärft.

In diesem Zusammenhang ist es aber auch wichtig anzumerken, dass manche Aversionen deshalb entstehen, weil der Körper von bestimmten Lebensmitteln krank wird oder sie ihm nicht guttun, wie etwa bei Lebensmittelintoleranzen. Wer eine natürliche Abneigung gegenüber allem Süßen hat, der könnte eventuell eine Fruktoseintoleranz haben. Unser Geschmacksgedächtnis sollte von Kindesbeinen an möglichst viele Geschmäcker erleben, um richtig konditioniert zu werden. So bekommt die Empfehlung, für eine abwechslungsreiche, ausgewogene, saisonale und naturnahe Kost zu sorgen, noch mehr Gewicht.

i

So riechen wir

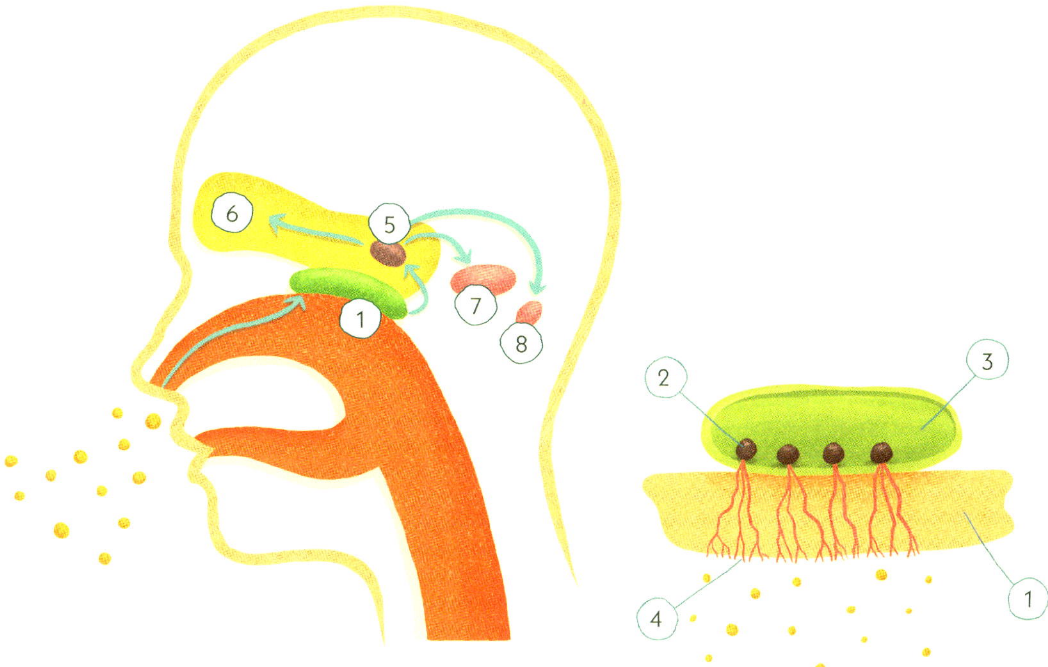

Mit der Atemluft gelangen Duftmoleküle zur Riechschleimhaut ①, in der sich rund 30 Millionen Riechzellen befinden. Obwohl die Riechschleimhaut nur ungefähr so groß wie eine Briefmarke ist, sitzen in der Membran der Zellen etwa 350 Rezeptoren. Die Duftmoleküle docken dann an bestimmten Rezeptoren an und senden ein Signal an einen Glomerulus ② im Riechkolben ③. Diese Glomeruli sammeln die Signale von zigtausenden Riechzellen ④. Als Nächstes leitet der Riechkolben das Signal als einen »Reiz« an den olfaktorischen Kortex ⑤ weiter, wo dieser Reiz genauestens analysiert wird.

Einerseits wird der Riechreiz dann an den orbitofrontalen Kortex ⑥ des Großhirns weitergeleitet, wo er mit anderen Eindrücken von Gehör-, Geschmacks- und Tastsinn zu einer Gesamtempfindung zusammengesetzt wird. Andererseits werden aber auch Hypothalamus ⑦ und Amygdala ⑧ über den Duft informiert. Die Amygdala oder das limbische System verknüpft den Duft mit Emotionen und trägt zur Bewertung des Dufts bei. Der Hypothalamus steuert das Hormonsystem, und daher vermutet man, dass etwa Pheromone über diesen Weg die Ausschüttung bestimmter Hormone beeinflussen.

Riechstörungen beeinträchtigen die Lebensqualität

Unsere Riechzellen bilden sich alle 30 Tage neu, und Geruchssinn lässt sich trainieren. Im Alter allerdings lässt die Erneuerungsfähigkeit nach und eventuelle Riechstörungen durch Krankheiten oder Umwelteinflüsse halten länger an. Strahlentherapie bei Krebs, Kopfverletzungen oder die Folgen eines Schlaganfalls können das Riechen dauerhaft schädigen. Eine Riechstörung kann Morbus Parkinson oder die Alzheimer-Krankheit anzeigen und auch Depressive riechen oft schlechter.

Andere Gründe für Riechstörungen

Zink- oder Vitamin-A-, -B3-, -B6-, -B12-Mangel	Diabetes und Bluthochdruck

Auch Stress beeinflusst das Geruchsempfinden. In der Hektik riecht man selektiv und bevorzugt süße Düfte, weil sie dabei helfen, Stress besser auszuhalten.

Blinde Nasen: Geruchsblindheit (Anosmie), das völlige Fehlen des Geruchssinns kommt bei ein bis zwei Prozent der Bevölkerung vor. Häufiger sind partielle Anosmien. So können etwa zwei Prozent der Menschen Schweiß nicht riechen. Anosmien entstehen nach Virusinfektionen oder durch Lösungsmittel, Schwermetalle, Allergien etc.

Geruchshalluzination vor Migräne: Sehstörungen (eine sogenannte Aura) kündigen bei vielen Menschen einen Migräneanfall an. Doch nicht nur die visuelle, auch die olfaktorische Wahrnehmung kann fehlgeleitet sein. Manchen Migräniker:innen »stinkt« die Umgebung vor dem Anfall.

Schlechter Geruchssinn – ein Anzeichen für den nahenden Tod: Eine Studie an der Universität von Chicago ergab, dass Menschen, die bestimmte Gerüche wie Pfefferminze, Orange, Fisch, Rose und Leder sehr schlecht erkennen können, ein signifikant höheres Risiko haben, in den nächsten fünf Jahren zu sterben. Der Geruchsverlust verursacht den Tod nicht direkt. Vielmehr ist er wahrscheinlich ein Anzeichen dafür, dass im Körper andere gesundheitliche Probleme vorliegen.

TIPP • TIPP • TIPP •

- Vitamin A hält die Schleimhaut der Nase feucht.
- Vitamin B3 und B6 unterstützen die Produktion von Riechzellen.
- Vitamin B12 regeneriert und erneuert die Schleimhautzellen.
- Fehlendes Zink kann bis zum Verlust des Geruchs- und Geschmackssinns führen.

Die Nase gut pflegen

Wann denken wir an unsere Nase? Wenn wir sie voll haben oder selbstkritisch an ihrem Aussehen herumnörgeln. Dabei leistet sie sehr viel für unser Wohlbefinden.

Sie kann uns das Leben retten, wenn sie uns zum Beispiel vor Feuer oder verdorbenen Lebensmitteln warnt.

Die Nase ist der eigentliche Feinschmecker, nicht die Zunge.

Sie sorgt dafür, dass wir Menschen in unserer Nähe haben, die wir im wahrsten Sinn des Wortes riechen können.

Nichts ist erinnerungsträchtiger als ein Duft: Der Schweiß des/der Geliebten auf der Haut, die salzige Meeresbrise, der Zimt-Lebkuchen-Duft zu Weihnachten, all das weckt Assoziationen und Gefühle in uns.

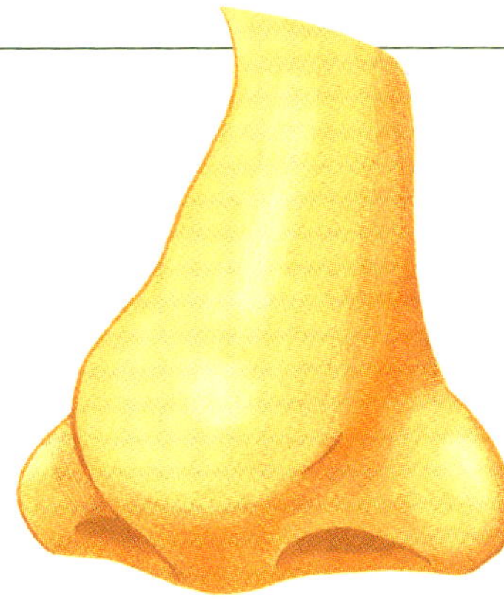

Sie ist Teil des Immunsystems und verhindert, dass Krankheitserreger in den Körper gelangen. Außerdem filtert sie aus täglich rund 10.000 Litern eingeatmeter Luft auf dem Weg in die Lunge Keime und Staub.

Eine Spülung mit physiologischer Kochsalzlösung schützt vor Erkältungen:
Wer regelmäßig spült, senkt laut einer Untersuchung an der Medizinischen Hochschule Hannover sein Erkältungsrisiko um 25 Prozent. Wie das geht? In 200 ml lauwarmem Wasser ½ TL Meersalz auflösen und mit einem Nasenloch hochziehen, sodass das Wasser beim anderen wieder rausläuft. Genauso mit dem anderen Nasenloch verfahren.

Öl gegen trockene Nasen:
Ist die Schleimhaut angegriffen, bilden sich Krusten. Morgens einen Tropfen gereiftes Sesamöl in jedes Nasenloch geben und aufziehen, das reinigt die Atemwege. Auch das morgendliche Ölziehen wirkt befreiend und pflegend auf Nase und Nebenhöhlen: rund fünf Minuten lang Sesam- oder Olivenöl durch Mund und Zähne ziehen, dann ausspucken.

Beschwerden mit Aromatherapie verduften lassen

Es ist wissenschaftlich erwiesen, dass Duftstoffe ätherischer Öle zum Beispiel die Leistungs- und Konzentrationsfähigkeit steigern und depressive Verstimmungen lindern können.

TIPP • TIPP • TIPP •

- Pfefferminze auf den Schläfen vertreibt Spannungskopfschmerz
- Eukalyptus hilft, Erkältungen zu lindern
- Zimt, Salbei und Teebaumöl haben antibiotische Kraft

Geruchsstoffe und Partnerwahl

Jeder Mensch hat ein eigenes Duftprofil, das mit dem Immunsystem und Hormonstatus zusammenhängt. Die Nase führt uns zu Partner:innen mit einem Abwehrsystem, das sich stark von unserem eigenen unterscheidet. Das soll der Nachkommenschaft eine starke Immunkraft bescheren. Nimmt eine Frau die Pille, verändert sich laut Studien ihre Geruchswahrnehmung. Ob sie die Nase dann bei der Partnerwahl im Stich lässt, ist nicht erforscht. Dafür scheint erwiesen, dass Menschen, die ihren Geruchssinn verloren haben, signifikant häufiger über sexuelle Störungen berichten. Befragungen von Paaren, die sich getrennt haben, ergaben, dass sie von Anfang an der Geruch des Partners »gestört« hat.

Apropos Duftlockstoffe: Napoleon Bonaparte soll nach einem Feldzug eine Depesche an seine Joséphine geschickt haben mit den Worten: »Wasch dich nicht, ich komme!«

Fest steht, dass sich jeder Mensch durch ein angeborenes charakteristisches Duftprofil auszeichnet. Spezifische Gewebemerkmale des Organismus prägen dabei den Körpergeruch einer Person. Diese Merkmale sind im sogenannten Haupt-Histokompatibilitätskomplex *Major Histocompatibility Complex*, kurz MHC) gebündelt. Fast jede Zelle des Körpers ist mit diesen MHC-Molekülen verknüpft. Die körpereigenen Duftstoffe bilden ein sogenanntes molekulares Erkennungszeichen und machen dadurch jeden menschlichen Organismus zu etwas Einmaligem. Manche Geruchsforscher:innen (Osmolog:innen) vermuten, dass Paare mit einem unterschiedlichen MHC reproduktive Vorteile haben.

Unter Verhaltensbiologen gibt es allerdings auch eine zweite Hypothese: jene der Homogamie (»Gleich und Gleich gesellt sich gern«), wonach bei der Partnerwahl eine Ähnlichkeit hinsichtlich physischer Merkmale ausschlaggebend ist, was wiederum einer anderen Annahme widerspricht, nämlich jener der Heterogamie (»Gegensätze ziehen einander an«). Noch ist nicht klar, wie es sich diesbezüglich im Hinblick auf den Geruchssinn verhält bzw. ob sich Unterschiede im Immunsystem überhaupt klassifizieren und ob diese Unterschiede sich »erriechen« lassen.

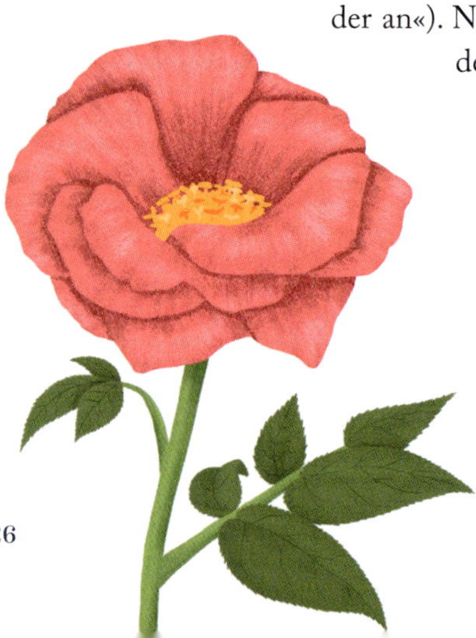

Tierische Meisterschnüffler

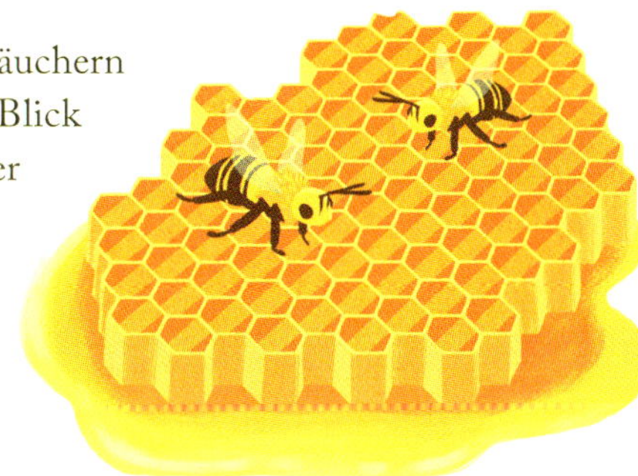

Wir beschäftigen uns an dieser Stelle auch mit dem Räuchern in der Tiermedizin. Deshalb wollen wir einen kurzen Blick auch auf die olfaktorischen Leistungen dreier Vertreter aus dem Tierreich werfen.

Die Schnüffelnase einiger Hunderassen ist in der Geruchssensorik um das Millionenfache empfindlicher als die menschliche. Nicht umsonst sind Rex & Co unsere Helfer, wenn es darum geht, Drogen, verschüttete Personen, Sprengstoff etc. über ihren Geruchssinn zu finden.

Menschen besitzen etwa fünf Millionen Riechzellen in ihrer Nase, während ein Hund im Durchschnitt über 125 bis 220 Millionen davon verfügt. Die Anzahl ist allerdings von der Hunderasse abhängig. Ein Deutscher Schäferhund liegt am oberen, ein Mops am unteren Ende der Skala. Das liegt daran, dass die Nasengröße und Nasenform bei den verschiedenen Hunderassen stark variiert. Trotzdem ist der Geruchssinn bei Hunden grundsätzlich sehr viel besser und feiner als der menschliche.

Und auch die Riechschleimhaut ist beim Hund mit rund 150 Quadratmetern viel größer als die des Menschen, der sich mit fünf Quadratzentimetern begnügen muss. Das entspricht in etwa dem Größenunterschied zwischen einem DIN-A4-Blatt und einer Briefmarke.

Die Hundenase ist im Inneren zudem noch komplexer aufgebaut als die Menschennase, sodass die Vierbeiner Gerüche viel differenzierter wahrnehmen können als ihr Herrchen oder ihr Frauchen. Kocht der Mensch beispielsweise eine Tomatensuppe, riecht er das Gericht nur in seiner Gesamtheit. Ein Hund kann hingegen einzelne Gewürze und die kleinsten Zutaten über das Riechen identifizieren. Das liegt daran, dass Hunde schneller atmen können als Menschen und gleichzeitig Gerüche in ihrer Nase »speichern«, um sie genau zu untersuchen. Hunde können außerdem ihre Nasenlöcher unabhängig voneinander bewegen und so bestimmen, aus welcher Richtung welcher Geruch kommt.

Der Geruchssinn von Katzen ist etwa dreifach besser als der des Menschen, aber bei weitem nicht so gut wie der des Hundes – die Katze bringt es auf etwa 60 bis 65 Millionen Geruchszellen. Bei der Wahrnehmung mancher Gerüche wie dem von Baldrian oder Katzenminze reagieren viele Katzen regelrecht berauscht. Hier spielt neben dem reinen Riechen allerdings auch das Jacobson'sche Organ (Vomeronasalorgan) eine wichtige Rolle, mit dessen Hilfe chemische Substanzen (zum Beispiel Drüsensekrete) ausgewertet werden können. Der Geruchssinn ist wie auch der Tastsinn bereits bei neugeborenen Katzen entwickelt.

Bienen wiederum benutzen Pheromone (Duftstoffe), um miteinander zu kommunizieren. Mit einem olfaktorischen System auf ihren Fühlern entschlüsseln sie Nachrichten. Die Bienen eines Volkes erkennen einander am Geruch, jeder fremd riechende Eindringling wird sofort aus dem Bienenstock geworfen.

Über das Räuchern

Räuchern bereichert den Alltag in allen Lebenslagen, nicht nur in der Vorweihnachtszeit oder den Rauhnächten. Der Duft, der in den ätherischen Ölen der Kräuter und Harze enthalten ist und durch den Räuchervorgang befreit wird, wirkt direkt auf unsere Emotionen. Er kann entspannen, beruhigen aber auch anregen, reinigen, inspirieren und beim Loslassen helfen. Die Art, wie wir heute Räucherwerk verwenden, hat ihre Wurzeln in einer Jahrtausende alten Tradition rund um den duftenden Rauch.

Räuchern – eine Zeitreise

Mit dem Feuer kam der Rauch, doch wann kam das Räuchern? Und zu welchem Zweck wird geräuchert? In der Wissenschaft ist der früheste Nachweis von Feuergebrauch umstritten. Bei der Verwendung von Feuer durch Menschen müssen wir nämlich zwischen der kurzfristigen Benutzung von natürlichem Feuer, der Unterhaltung von Feuer und dem Entfachen von Feuer unterscheiden, wobei hier der Kontext mit menschlichen Aktivitäten nicht zweifelsfrei möglich ist. Eine auf 1,4 Millionen Jahre datierte Fundstelle bei Chesowanja in Kenia zeigt im Zusammenhang mit Lavawerkzeugen und Tierknochen Hinweise auf mögliche Feuerbenutzung, doch es ist keineswegs auszuschließen, dass es sich um Spuren einer natürlichen Feuerentfachung, zum Beispiel durch einen Blitzschlag, handelt. Der überzeugendste Beweis für Feuergebrauch stammt aus China, wo Homo erectus in den Höhlen von Zhoukoudian dicke Ascheschichten und Holzkohle hinterließ, die auf kontrollierte Feuerstellen über längere Zeiträume hindeuten.

Feuer ermöglicht, Fressfeinde fernzuhalten. Ein weiterer wichtiger Vorteil des Feuergebrauchs ist im Erhitzen von Nahrung zu sehen, weil möglicherweise enthaltene Giftstoffe und Parasiten unschädlich gemacht werden können. Bislang wurde der Beherrschung des Feuers eine zentrale Rolle bei der Besiedlung Eurasiens zugeschrieben, da der Licht- und Wärmespender Feuer als wichtige Voraussetzung für die Besiedlung gemäßigter Klimazonen gilt. Nur mithilfe von Feuer hätten die Winter mit Temperaturen unter dem Gefrierpunkt überstanden werden können.

Nach neuen Untersuchungen jedoch wurde – von wenigen möglichen Ausnahmen abgesehen – die Beherrschung des Feuers erst spät, vor rund 300.000 bis 400.000 Jahren, zum integralen Bestandteil der menschlichen Technik. Somit war Feuer keine notwendige Voraussetzung für die dauerhafte Besiedlung höherer Breitengrade. Erst zur Zeit der Neandertaler und früher moderner Menschen spielte das Feuer eine unverzichtbare Rolle im täglichen Leben. Nicht nur für Schutz, Licht und Wärme, sondern auch für die Produktion neuer Materialien wie Kupfer und Eisen.

Das Verräuchern von Harzen und Kräutern aber hängt mit der Entwicklung der alten Hochkulturen eng zusammen. Genutzt wurde das Verräuchern von Naturstoffen einst, um den Geruch in den Behausungen zu verbessern und Nahrungsmittel sowie Jagdbeute haltbar zu machen. Daneben verbreiteten sich Räucherrituale zu medizinischen, religiösen, magischen und Weissagungszwecken. Man räucherte, um Kleider und Körper zu parfümieren, und auch Wendepunkte des Lebens wie Hochzeiten, Taufen und Begräbnisse wurden beräuchert.

Bereits 3500 vor Christus wurde im alten Babylon zum Fest eines Gottes und für Weissagungen Weihrauch verbrannt. Man schickte mit dem Rauch Wünsche und Gebete gen Himmel, eine Art *Duftpost* für die Götter. Neben Salz und Gold waren in der Antike Räucherstoffe ein äußerst wertvolles Handelsgut.

Im alten Ägypten benutzte man den Weihrauch nicht nur für spirituelle und kultische Zwecke, sondern auch als Arzneimittel und für die Mumifizierung. Mit dem Rauch sandte man Botschaften an die Götter – kein Wunder, dass Räuchergefäße und Harze als Grabbeigaben der Pharaonen gefunden wurden. Vermutlich sollte der Rauch die Seele ins Jenseits transportieren.

Im antiken Griechenland wurden anfangs heimische Pflanzen wie Wacholder, Zeder oder Lorbeer verbrannt. Harze wie Weihrauch und Myrrhe kamen etwas später hinzu. Räucherstoffe und das Räuchern spielten zum Beispiel beim Tempelschlaf (griech. *Enkoimesis*) zu Heilzwecken eine Rolle. Hilfesuchende kamen in den Tempel eines Heilgottes oder suchten eine Orakelstätte auf, um dort im Traumschlaf Antworten auf ihre Fragen und Hinweise für eine wirksame Therapie oder auch direkt Heilung zu erfahren, sprich sich dort gesund zu schlafen. Der Heilschlaf war die wichtigste Methode etwa in den Heiligtümern von Asklepios, dem Sohn des Sonnen- und Orakelgottes Apollon. Asklepios galt als Gott der Heilkunst. Auch Hippokrates von Kos wendete *gewürzhafte Rauchwerke* an. Therapeutische Methoden und Anwendungen dieser Zeit waren zum Beispiel *Ptisanen* (Arzneitränke), Salben, Schröpfen, Kompressen, Zäpfchen, Räucherungen etc. Hippokrates scheint Räucherungen vorrangig bei Behandlungen von akuter Angina und Lungenkrankheiten angewendet zu haben. Es waren »gewürzhafte Rauchwerke«, etwa aus Kalmus, Ingwer, Kardamom oder wohlriechenden Hölzern.

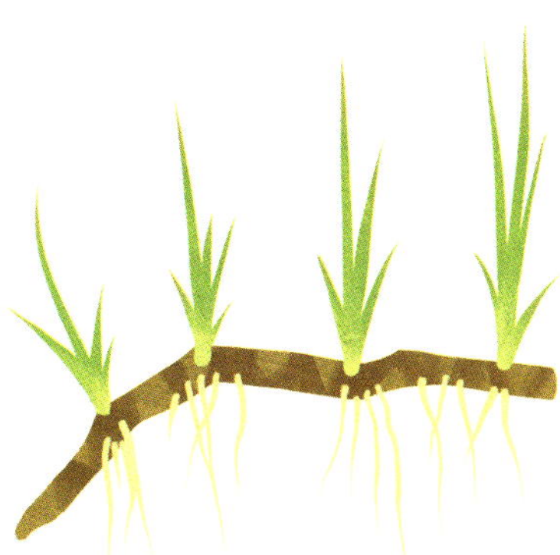

Die alten Römer verbrauchten Räucherwerk in großem Stil. Es wurde in Opferzeremonien und zu Ehren der Götter, zu allen öffentlichen und privaten Feierlichkeiten geräuchert. Römische Kaiser ließen sich als *Herr und Gott* verehren und bestimmten per Gesetz, dass vor ihren Bildern regelmäßig ein Rauchopfer dargebracht werden sollte. *Per fumum* (durch den Rauch) wurden Bitten und Wünsche zu den Gottheiten geschickt. Nicht zuletzt diente das Verräuchern von Weihrauch bei diversen Festen dazu, den Kloakengestank zu vertreiben.

Die Kelten brachten auf ihren Hausaltären unterschiedliche Gaben und Rauchopfer für Götter, Ahnen und Naturgeister dar. Die Siedlungen hatten meist in ihrem Zentrum eine Feuerstelle, an der zu rituellen Anlässen heimische Pflanzen verbrannt und verräuchert wurden. Die wichtigste Ritualpflanze war das Bilsenkraut, auch Hexenkraut genannt. Es ist nach dem keltischen Orakelgott Belenos benannt und wurde von den Veleden (Seherinnen) als prophetische Pflanze verräuchert und von den Druiden genutzt, um mit den Naturgeistern in Kontakt zu treten. Bis in die Neuzeit hielt sich die Tradition, das Hexenkraut in den Rauhnächten zur Abwehr böser Geister und Verwünschungen zu verräuchern.

Die Keltenpriester oder Druiden verehrten die Eiche und die Mistel, die auf ihr wuchs. Die Eichenmistel galt als die heiligste aller Pflanzen und wurde vielseitig verarbeitet. Verräuchert soll die Pflanze negative Schwingung in lichte, höhere Energie verwandeln. Sie soll aber auch das Nervensystem beruhigen und wunderbare Träume bescheren.

Mit der *Christianisierung* wurden kultische Räucherungen von Kelten und Germanen als heidnisch angesehen und verboten oder teilweise in christlicher Weise umgedeutet. Das gottesdienstliche Räuchern der Christen ist nicht nur von den Heiden entlehnt, man könnte den Ursprung dieses Rituals schon aus folgender Bibelstelle herauslesen:

»Nimm dir feine Duftstoffe, zu gleichen Teilen Stakteharz, Räucherklaue und Galbanum, andere Riechkräuter und reinen Weihrauch, füge etwas Salz hinzu und bereite daraus nach Salbenmischerart das reine und heilige Weihrauchopfer.«

2. Mose 30, 34+35

Einige der keltisch-germanischen Rituale leben vor allem in Nordeuropa und auch im ländlichen Raum in unseren Breiten bis heute weiter. Man denke an die Rauhnächte zwischen Weihnachten und dem Dreikönigstag. In dieser Zeit seien die Tore zur Anderswelt geöffnet, hieß es. Mit der Räucherpfanne zog und zieht der Bauer durch Stall und Haus, um Mensch und Tier vor bösen Mächten und Krankheit zu schützen. Man warf anno dazumal auch geweihte Kräuterbüschel in die Glut und sprach dem aromatischen Duft reinigende und segnende Wirkung für Haus und Bewohner:innen zu.

Räucherpraxis

Je nach Vorliebe, Thema, Jahreszeit, Räucherwerk und Ritual kann man unterschiedlich räuchern. Man nehme eine feuerfeste Schale mit Sand, drücke zum Beispiel trockene Blätter des Weißen Salbeis zu einem Bällchen zusammen, lege sie auf den Sand, zünde sie an und fächle Luft zu – flugs steigt eine Duftwolke auf, die wohltuend ist und die Raumluft reinigt. Doch auch andere Räucherwege führen zum angestrebten Ziel. Ich selbst wähle meine Räucherart je nach Thema und Stimmung.

Experimentierfreude und Geduld schaden beim Räuchern nicht. Es bedarf einiger Praxis, bis man das Gespür dafür entwickelt, mit welcher Temperatur man Harze oder Blüten räuchert. Die Temperatur sinkt, wenn man zwischen die glühende Kohle und das Räucherwerk etwas Sand streut. Außerdem sind die Vorlieben der Nasen unterschiedlich: Die eine liebt den Duft intensiver, der andere zarter. Und natürlich hängt die optimale Temperatur auch von den Räucherstoffen ab. Mit einer Feder lässt sich der aromatische Rauch gleichmäßig im Raum verteilen. Die verglühten Räucherstoffe mit dem Löffel oder einer Zange entfernen, bevor sie verkohlen und mehr stinken als riechen.

TIPP • TIPP • TIPP •

Geben Sie sich dem Erleben beim Aufsteigen des Rauches bzw. Duftes hin und genießen Sie die Botschaft des Aromas, das reinigend, harmonisierend, entstressend und vieles mehr sein kann. Auf ruhige Atmosphäre im Raum und gute Belüftung achten.

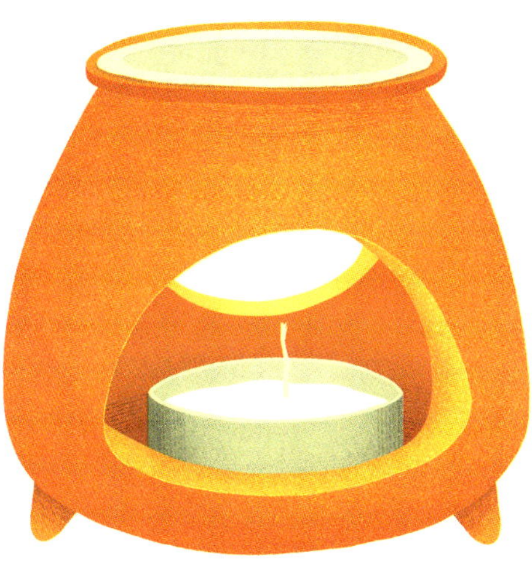

Räucherkerzen (Räucherkegel)

Räucherkerzen gehen in Europa, insbesondere in Deutschland, auf die Verwendung von Weihrauch in der kirchlichen Tradition zurück. Im Erzgebirge etwa verräuchert man die Weihrichkarzl, um Räume zu beduften. Der Duft der Kegel ist intensiver als jener von Räucherstäbchen. Immer werden dabei die Kegel an der Spitze angezündet und auf einer feuerfesten Unterlage verbrannt.

DIY • DIY • DIY • DIY •

SELBSTGEMACHT

Grundsätzlich können Räucherkerzen aus natürlichen Materialien wie Kräutern, Hölzern oder Harzen selbst hergestellt werden. Mischt man Harze und Pflanzen, soll die Menge der Kräuter mindestens doppelt so groß sein wie jene der Harze. Die Zutaten vorher am besten in einem Mörser zerstampfen. Als Bindemittel kann man Wasser, Kartoffelmehl und eventuell ein wenig Zucker verwenden: Mehl und Wasser in einem Kochtopf erhitzen und klumpenfrei verrühren. Unter ständigem Rühren eindicken, zum Schluss noch den Zucker unterrühren und die Masse abkühlen lassen. Den Kleister mit der Kräuter- und Harzmischung vermengen, einen Kegel formen und diesen gut austrocknen lassen.

Selbst hergestellte Kräuterkerzen, -kegel oder -hütchen werden im ersten Zentrum für Traditionelle Europäische Medizin in Bad Kreuzen nach dem Vitalitätsrezept der Klostermedizin wie folgt angewendet: Glimmende Kräuterhütchen werden auf Reflexpunkte des Körpers aufgesetzt und verbreiten dort wohlige Wärme. Dies bedeutet einen energetischen Kick, der vor allem stimulierend auf das Immunsystem wirkt.

Weihrauchbrenner (Räucherstövchen)

Wer nicht mag, dass es allzu stark raucht und eventuell nach verbrannter Kohle riecht, kann für das Raumräuchern einen Weihrauchbrenner, auch Räucherstövchen genannt, verwenden. Er funktioniert ähnlich wie eine Duftlampe. Man zündet das Teelicht an und gibt die Kräuter oder Harze direkt auf das Edelstahlsieb über dem Stövchen.

TIPP • TIPP • TIPP •

Sie können auf das Edelstahlsieb ein ausgebranntes Teelicht stellen und die Kräuter dort hineinlegen oder das Räucherwerk auch auf Alufolie auf das Gitter legen, was zwei Vorteile hat: Die Duftentfaltung ist um eine Spur dezenter und das Gitter verklebt durch die Harze nicht.

Räucherkohle

Für das persönliche Räucherritual braucht man nur wenige Utensilien: Kohle, ein Räuchergefäß (Pfanne, feuerfester Topf oder Schale) sowie eine Feder, einen Mörser, Sand, eine Holzkohlenzange und Weihrauchbesteck oder einen Löffel.

TIPP • TIPP • TIPP •

Die Räucherzutaten verkörpern alle vier Elemente:

- Der Sand symbolisiert das Element Wasser,
- die glühende Kohle das Feuer,
- der Rauch die Luft,
- die Räuchersubstanz die Erde.

Bis in die Neuzeit hinein sprach man in Europa von fünf Elementen: von Wasser, Feuer, Luft, Erde und dem feinstofflichen Äther (= der Quintessenz). Diese Elemente finden sich nicht nur in der TEM, sondern auch als naturphilosophische Grundlage der Traditionellen Chinesischen Medizin (TCM) sowie des altindischen Ayurveda.

DIY • DIY • DIY •

SO GEHT'S

① Den Sand gibt man in das Gefäß; er sollte aus dem Meer oder einem Fluss kommen und nicht chemisch behandelt sein. Er sorgt dafür, dass das Gefäß nicht überhitzt und verschmutzt wird.

② Mit der Zange nimmt man die Räucherkohle und hält sie mit der scharfen Oberkante direkt in die Flamme einer Kerze oder eines Feuerzeugs. Ich bevorzuge Holzkohletabletten mit Selbstzünder, weil ich es gerne zweckmäßig und einfach habe. Ich weiß, dass mit selbstzündendem Salpeter getränkte Räucherkohle als ungesund diskutiert wird. Ich denke jedoch, wie bei so vielem macht auch hier die Dosis das Gift.

③ Die angezündete Kohle stellt man zuerst senkrecht in den Sand, später dann legt man sie hin, damit die Glut sich vollends ausbreiten kann.

④ Wenn die Kohle durchgängig glüht und eine graue Farbe angenommen hat, legt man die zuvor im Mörser zerkleinerten Kräuter und Harze darauf.

i

Einfaches Räuchern mit Kohle

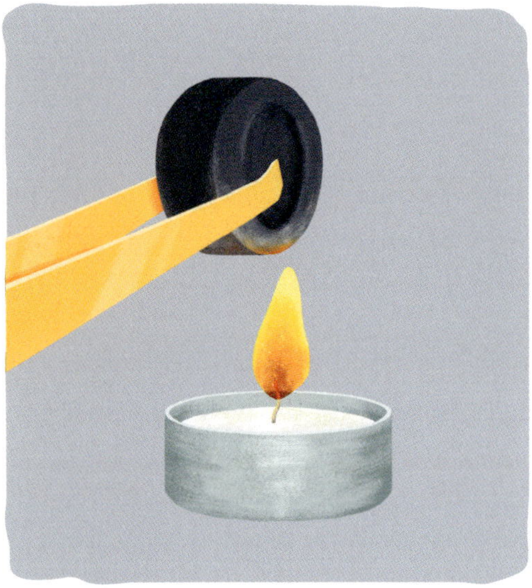

① Mit der Zange die Kohle über eine Kerze halten, bis sie zündet.

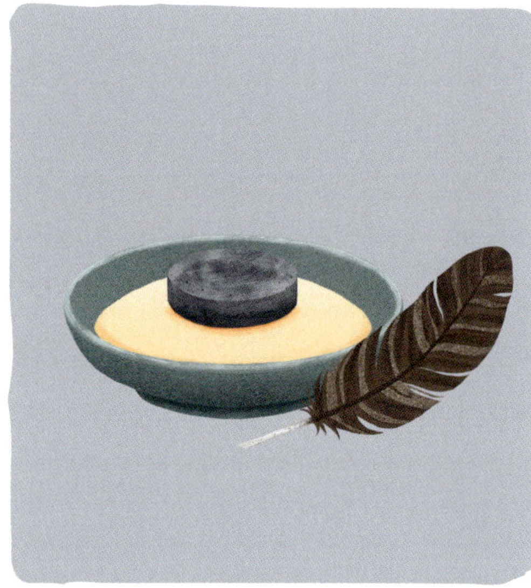

② Kohle auf das Sandbett in einer Schale legen, warten, bis sie durchglüht. Eventuell fächeln.

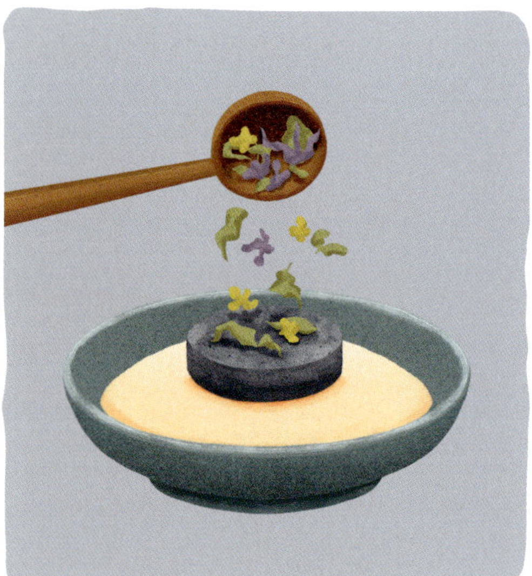

③ Das Räucherwerk oder ein kleines Stück Harz mit einem Löffel mittig auf die Kohle legen.

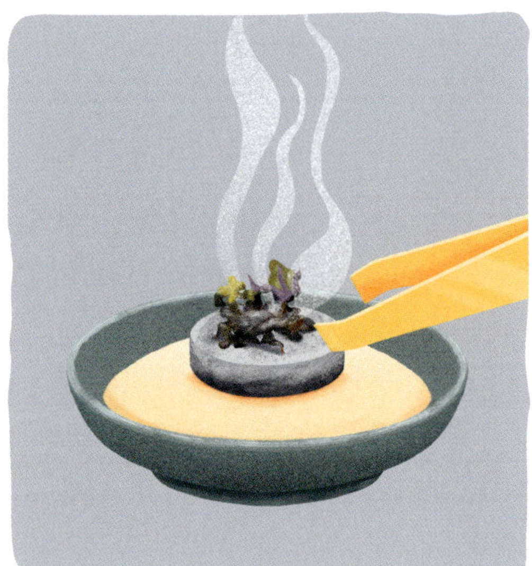

④ Verglommenes Räucherwerk mit einer Zange entfernen und neues auflegen.

Zunder als Kohlenersatz

Als Kohlenersatz für sanfte Räucherungen eignet sich der Zunder, weil er nicht ganz so heiß wird wie Kohle. Er wird aus dem Zunderschwamm, einer Pilzart, die auf geschwächten Bäumen wächst, gewonnen. Zunder war das Feuerzeug unserer Ahnen. Kein Wunder, dass Ötzi, die Eismumie aus der Jungsteinzeit, die 1991 im Similaun-Gletscher gefunden wurde, in seiner Gürteltasche Zunder und Spuren von Pyrit mittrug. Apotheken verkauften Zunder als Wundschwamm bis ins 19. Jahrhundert als blutstillende Wundauflage.

i

Bitte beachten

Räuchergefäße, glühende Kohlen und brennende Kerzen nicht unbeaufsichtigt lassen und bedenken, dass die Kohle einige Zeit nachglühen kann. Sparsam dosieren und dafür sorgen, dass Kinder und Tiere dem Feuer fernbleiben.

TIPP • TIPP • TIPP •

Den Zunder in Scheiben schneiden und diese in Wasser kochen oder in eine Salpeterlösung legen. Danach Scheiben abtrocknen und mit einem Fleischklopfer weich klopfen. Über mehrere Tage an einem luftigen und warmen Ort trocknen lassen.

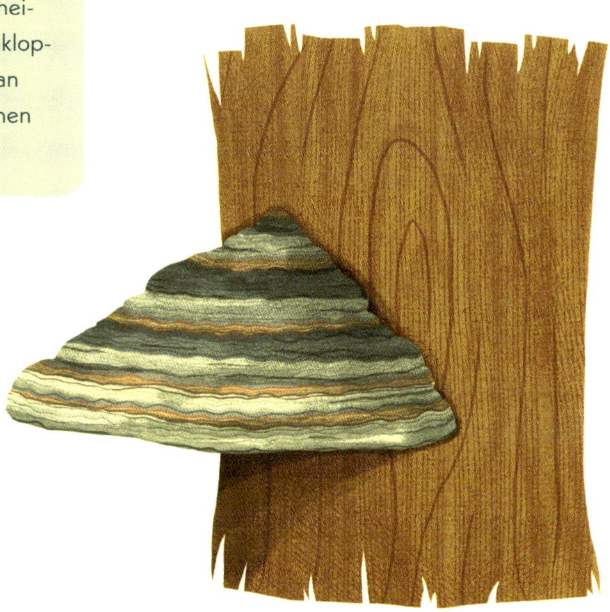

Räucherbuschen

Rund um die Sommersonnenwende (21. Juni) und den Johannistag (24. Juni) schwärmen Wildkräutersammler:innen und Heilkräuterkundige aus, um die sogenannten Johanniskräuter für den Kräuterbuschen, der am 15. August zu Mariä Himmelfahrt geweiht wird, zu sammeln. Der Johannistag gilt als *Tag der Heilkräfte*: Heilpflanzen, die man an diesem Tag sammelt, sollen besonders intensiv wirken. Zu den Johanniskräutern zählen neben dem Johanniskraut zum Beispiel Margerite, Arnika, Bärlapp, Beifuß, Eisenkraut, Kamille, Königskerze und Ringelblume.

Einst war es Brauch, mit einem Gürtel aus Beifuß um das Johannisfeuer zu tanzen und ihn dann ins Feuer zu werfen, um symbolisch für das nächste Jahr vor allen Krankheiten geschützt zu sein.

Vom Binden bis zur Weihe am Großen Frauentag

Alle bis zum 15. August gesammelten Kräuter werden einige Tage davor zum Kräuter- oder Räucherbuschen gebunden. Die Zeit vom 15. August, dem Großen Frauentag, wie Mariä Himmelfahrt auch genannt wird, bis zum 8. September, Mariä Geburt, nennt man Frauendreißiger, die wichtigste Kräutersammelzeit des Jahres. Wie bei den oben genannten Johanniskräutern übertreffen Heilpflanzen, die während dieser Zeitspanne gesammelt werden, alle anderen Kräuter an Kraft.

DIY • DIY • DIY • DIY •

SELBSTGEMACHT

Zum Binden des Kräuterbuschens verwendet man Baumwoll- oder Hanffäden. Man umwickelt die Kräuter, damit das Bündel später beim Verglimmen gut zusammenhält. Am besten bindet man zu zweit: Eine Person ordnet und hält die Kräuter, die andere bindet. Die Königskerze bildet die Mitte, rundum zurrt man alle anderen Heilpflanzen fest.

Der Buschen muss auf jeden Fall eine heilige oder magische Zahl an Kräutern enthaten: 7, 9, 12, 15 oder 19. Es gab auch Buschen mit 77 verschiedenen Kräutern. Der 9er-Buschen besteht etwa aus Johanniskraut, Schafgarbe, Baldrian, Arnika, Königskerze, Kamille, Wermut, Pfefferminze und Tausendgüldenkraut. Je nach Gegend variierten die Kräuter der Buschen.

TIPP • TIPP • TIPP •

Alle paar Zentimeter einen Knoten in den Bindfaden machen, sonst geht der Räucherbuschen auf wie ein Fächer.

Schutz gegen Krankheit und bei Unwetter

Laut Volksbrauch wurde der Buschen früher nach der Weihe mit den Blüten nach unten im Herrgottswinkel der Bauernstube zum Trocknen aufgehängt und sollte vor Gewitter und Krankheit schützen. Seine Kräuter galten als Hausapotheke und wurden bei Bedarf abgezupft. Bei schweren Gewittern wurden einige geweihte Kräuter ins offene Feuer geworfen, um Blitze und Unwetter abzuwehren; wenn das Vieh krank war, wurden geweihte Kräuter ins Futter gemischt; bei kranken Menschen verarbeitete man die Kräuter zu Tee oder mischte sie mit Weihrauch und verräucherte sie.

TIPP • TIPP • TIPP •

Persönlich verwende ich die Räucherbuschen sehr gerne für Reinigungsrituale: Man kann Menschen ab- und Räume ausräuchern. Den Buschen an einer Kerzenflamme anzünden; ich wedle langsam mit ihm, damit er gut glimmt. Darunter halte ich eine Tonschale mit Sand, in der ich das verglimmte Pflanzenmaterial auffange. Ich verwende den Buschen auch gerne bei Räucherritualen in der Natur. Am Ende tupfe ich ihn im Sand der Schale aus, bis er gelöscht ist. Den Buschen kann man mehrmals verwenden.

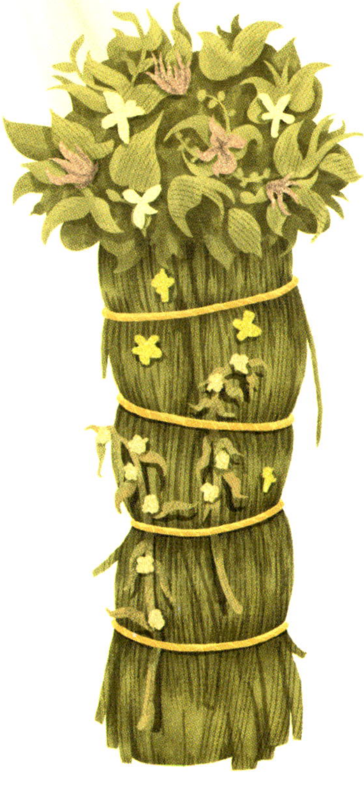

Räucherrituale im Jahreskreis

Traditionelle Räucherrituale und -bräuche sind bei uns vor allem im ländlichen Raum und in den Alpenlandschaften lebendig. Die Rückbesinnung auf den (Heil-) Schatz der Natur hat seit den 1980er-Jahren auch dem Räuchern zu neuer Aufmerksamkeit und Wertigkeit verholfen. Man räuchert heute im Jahreskreis und aus persönlicher Motivation. Die Kraft der Pflanze und die menschliche Absicht vereinen sich in den Rauchzeichen. Mit dem Verräuchern heimischer Pflanzen, Rinden und Harze kann jeder reinigen, schützen, heilen, harmonisieren, segnen oder orakeln. Ich wage zu behaupten, dass jedem Räucherritual ein sinnlicher Zauber innewohnt – der tatsächlich hilft, den Alltag hinter sich zu lassen, beim Blick in Glut und Rauch zur Ruhe zu kommen, tief durchzuatmen, sich geborgen zu fühlen und sich zu erden.

Das Räuchern zu den Jahreskreisfesten ist in unserer Kultur eine uralte Tradition. Kelten, Germanen und Christen hatten ihre Feste im Kreislauf der Natur – zum Wechsel der Jahreszeiten im Lauf des Mondes und der Sonne wurde rituell geräuchert. Auch die Säftelehre der TEM steht in Bezug zu den Jahreszeiten: Der Winter wird dem phlegmatischen Prinzip, das Frühjahr dem sanguinischen, der Sommer dem cholerischen und der Herbst dem melancholischen Prinzip zugeordnet.

Die Tradition der Jahreskreisfeste lebt im Alpenraum noch heute, darüber hinaus räuchert man je nach Lust, Stimmung, Befinden und um sich eine erholsame Auszeit vom Alltag zu nehmen.

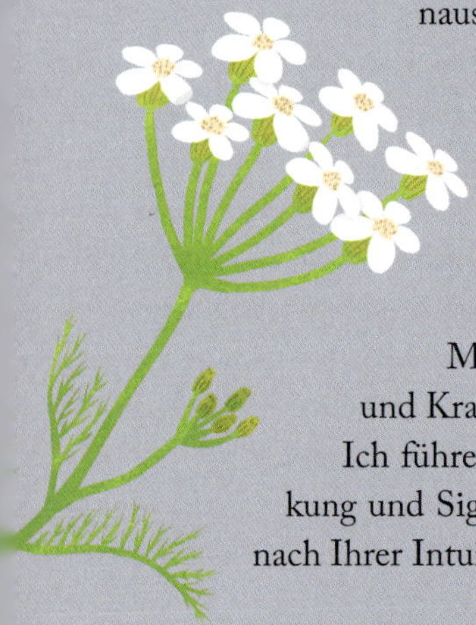

Ein Jahreskreisfest, das ich sehr schätze, ist Samhain/Allerheiligen. Ein Tag, um innezuhalten, zurückzuschauen und Vergangenes wertzuschätzen, aber auch Zeit, um zu spüren, wo es künftig hingehen soll. Jahreskreisfeste geben den Menschen seit Jahrhunderten Sicherheit, sie ehren die Besonderheit der Natur. Man nutzt diese Tage, um Mensch, Tier, Haus und Hof durch das Räuchern zu segnen, vor Unheil und Krankheit zu bewahren.

Ich führe im Folgenden zu jedem Jahreskreisfest Kräuter an, die von ihrer Wirkung und Signatur zum jeweiligen Sinn des Festes passen. Sie können die Pflanzen nach Ihrer Intuition kombinieren oder als Einzelkraut räuchern.

21./22. Juni
Litha – Sommersonnenwende

Der Höhepunkt des Lichtes mit dem längsten Tag und der kürzesten Nacht ist erreicht, es dreht sich alles um Reichtum und Fülle in der Natur. Das Fest Litha ist ein Fest des Dankes und Überflusses inmitten der schönsten Zeit des Jahres. Ursprünglich feierte man den offiziellen Beginn des Sommers 12 Tage lang, man glaubte, der Anderswelt in dieser mystischen Zeit besonders nah zu sein. Die Sommersonnenwende wird auch Mittsommer oder Johanniszeit genannt. Mit Johannisfeuern begeht man den längsten Tag. Kräuter werden geerntet und zu heilkräftigen Kräuterbuschen gebunden.

MEIN RÄUCHERTIPP

Bärlapp (Hexenmehl), Beifuß, Engelwurzwurzel, Johanniskraut, Mariengras, Rose, Thymian und Weihrauch

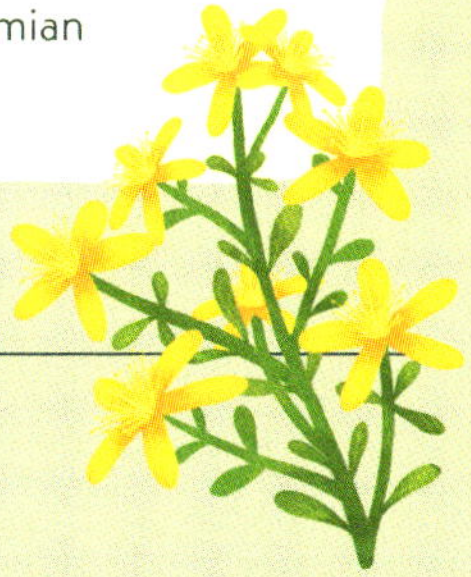

1./2. August
Lugnasad – Mariä Himmelfahrt

Zum Lugnasad-Fest (= Schnittfest) werden die Tage bereits wieder kürzer, Anfang August beginnt der Erntemonat, auch Schnittfest genannt. Das Getreide ist reif, wird geschnitten und das erste Brot damit gebacken. Es ist Zeit, vielleicht auch im Leben einen bewussten Schnitt zu setzen, alte Muster abzuschneiden, Zeit des Loslassens. Kräuterbüschel werden für die Weihe am 15. August zu Mariä Himmelfahrt gesammelt. Die Buschen bestehen traditionell aus 7, 9, 12, 14, 24, 72 oder 99 Kräutern: Zahlen, denen christliche und mythische Bedeutung zugeschrieben wird. Die klassischen Kräuter, die dabei verwendet werden können, sind – je nach Region – Johanniskraut, Wermut, Beifuß, Rainfarn, Schafgarbe, Königskerze, Kamille, Thymian, Baldrian, Eisenkraut. Die Büschel werden nach der Weihe im Haus als Schutz für Mensch und Tier aufgehängt. Es heißt, dass diese gesegneten Kräuter als Tee eine besondere Heilwirkung haben. Den Tieren werden sie zum Futter gemischt, um sie gesund und kräftig zu halten. Zum Räuchern wurden die Kräuterbuschen ein ganzes Jahr über verwendet. In den Rauhnächten sollen sie besonders starke Wirkung zeigen und heilkräftig sein. In alten Weihegebeten bat man Gott um seinen Segen für Kräuter und Blumen mit der Bitte: »Wer immer, Mensch oder Tier, vom geweihten Heilkraut genommen, dem möge es helfen, vom Siechtum, rätselhaftem Übel, von der Seuche und vom Weh.« Mehr zu Räucherbuschen (auch Räucherbündel genannt) erfahren Sie auf den Seiten 36 und 37.

MEIN RÄUCHERTIPP

Alant, Dost, Königskerze und Schafgarbe

20. bis 23. September
Mabon – Herbst-Tag-und-Nacht-Gleiche

Der Sommer geht zu Ende und die dunkle Jahreszeit steht vor der Tür. Wir feiern den Herbstbeginn, die Tag-und-Nacht-Gleiche, die zweimal im Jahr stattfindet. Traditionell wird auch das Erntedankfest zu Beginn des Herbstes gefeiert. Es ist eine Feier der Fülle, der Farben und der Fröhlichkeit. In einer feierlichen Prozession zur Kirche werden eine kunstvoll gebundene Erntekrone und Erntegaben wie Brot, Eier, Honig, Wein, Blumen, Feld- und Gartenfrüchte mitgeführt und anschließend gesegnet.

Nun kehrt langsam Stille und Ruhe ein, eine Zeit der Dankbarkeit und der Regeneration folgt. Es ist jetzt auch Zeit für persönliche Einkehr und um Danke zu sagen für alles, was man in diesem Jahr ernten durfte.

MEIN RÄUCHERTIPP

Hafer, Johanniskraut, Lärchenharz, Lavendel, Rose

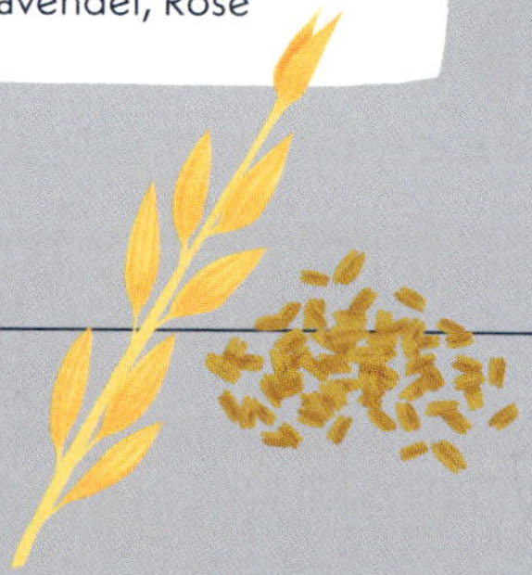

31. Oktober/1. November
Samhain – Allerheiligen

Samhain ist ein Fest des Abschieds von der Sonne und ein Fest, bei dem der Verstorbenen gedacht wird. Gleichzeitig ist es das dritte und letzte Erntedankfest des Jahres. Samhain war das keltische Silvester und ist der Beginn der sogenannten Jahresnacht, die ins neue Jahr hinüberbegleitet. Sie steht zwischen dem Alten und dem Neuen. Wieder eine Zeit zum symbolischen Abschließen, Loslassen, Danken, Neubeginnen. In christlicher Tradition gedenkt man der verstorbenen Liebsten, obwohl zu Allerheiligen ursprünglich der Heiligen und Märtyrer gedacht wurde. Für mich ist Samhain ein Tag, an dem ich mich zurückziehe und mich, begleitet von Räucherritualen, frage: »Wie ist das Jahr gelaufen?« – »Was kann ich loslassen, was brauche ich nicht mehr?« – »Mit welchen Verstorbenen ist eine Aussprache offen?» – »Wie schöpfe ich Kraft in dunklen Zeiten?« Dafür mische ich eine ganz persönliche Räuchermischung, die ich im Winter an kalten, nassen Tagen, wenn ich nicht in die Natur hinauskann, immer wieder verwende. Sie hellt meine Stimmung auf – an dunklen Tagen kommt es vor, dass ich melancholisch werde und ein bisschen Balsam für meine Seele brauche.

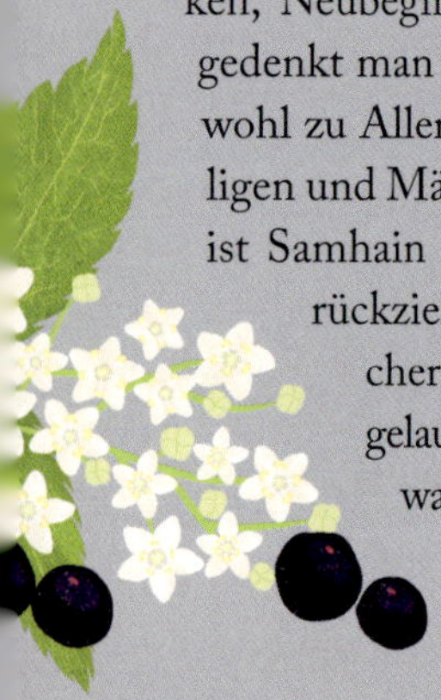

MEIN RÄUCHERTIPP

Beifuß, Eibe, Engelwurz, Fichtenharz, Eisenkraut, Holunderblüten, Wacholder

20./21. Dezember
Julfest – Wintersonnenwende

Im Kreise der Jahreszeitenfeste ist das Julfest eines der wichtigsten überhaupt. Am 21. Dezember feiern wir die Wintersonnenwende, zu der die Sonne den tiefsten Punkt ihrer Jahresbahn erreicht und uns die längste Nacht mit dem kürzesten Tag beschert. Unsere Ahnen feierten in dieser Nacht den Sieg des Lichts über das Dunkel. Rückzug, Stille, Dunkelheit und Tod waren die Themen an diesem Tag, ab nun wendet sich der Mensch wieder dem Licht, dem Neubeginn, der Hoffnung und der Fruchtbarkeit zu.

Oft sind es Sonnenpflanzen, die Seele und Geist aufhellen, unseren Körper wärmen. Die Räucherungen begannen immer im Viehstall, weil das Vieh einst das Wertvollste für die Bauern war. Danach wurde von unten nach oben das Haus geräuchert.

MEIN RÄUCHERTIPP

Alant, Angelikawurz, Fichten- und Tannenharz, Johanniskraut und Wacholder

---

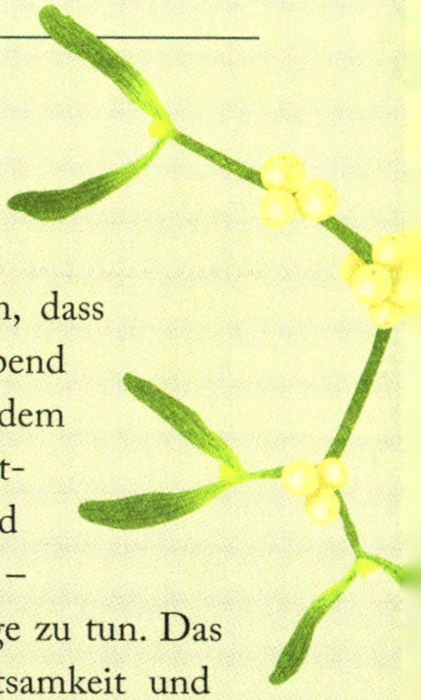

25. Dezember bis 6. Januar
Die Rauhnächte

Unsere Vorfahren glaubten, dass das Tor zur Anderswelt offen sei, die Wilde Jagd Wotans über den Himmel rase und Geisterwesen um die Häuser zögen. Man räuchert noch heute Haus, Hof und Stallungen zum Schutz. Wichtige Bestandteile der Räucherungen waren früher neben Harzen auch immergrüne Pflanzen wie Kiefer oder Tanne. In den Rauhnächten wird bei uns heute noch am häufigsten geräuchert. Die Rauhnächte sind auch eine Schwellenzeit zwischen altem und neuem Jahr, vergleichbar mit dem Wechsel von Tag zu Nacht. Es ist die Zeit des Innehaltens, Abschließens und Beginnens. All das unterstützt ein Räucherritual.

MEIN RÄUCHERTIPP

Beifuß, Lorbeer, Meisterwurz, Mistel, Schafgarbe

Mir ist es ein Anliegen, dass niemand am Heiligen Abend schnell einmal zwischen dem Festtagsbraten und der Christmette mit Weihrauch und Myrrhe durch das Haus läuft – nur um der Tradition Genüge zu tun. Das Ritual soll mit Ruhe, Achtsamkeit und Aufmerksamkeit durchgeführt werden.

Als Beispiel schlage ich für eine Familienfeier mit Weihnachtssegen folgende Art des Durchführens vor: Die Familie versammelt sich, ein Erwachsener legt die glühende Kohle in ein feuerfestes Gefäß (Räucherpfanne o.Ä.) und streut einige Körner Weihrauch darauf. Das Körnerstreuen können auch Kinder übernehmen. Sobald es zu duften beginnt, betet ein Familienmitglied den Segen: »Im Namen des Vaters und des Sohnes und des

Heiligen Geistes. Amen. Guter Gott, wir danken dir, dass wir ein Dach über dem Kopf haben. Segne unser Heim und verbanne alles Böse aus unserer Mitte. Schenke uns deinen Heiligen Geist, damit wir in Frieden miteinander leben können, wie es uns dein Sohn Jesus Christus vorgelebt hat. Durch ihn bitten wir dich voll Vertrauen heute und alle Tage unseres Lebens. Amen.« Dann wird das duftende Rauchgefäß durch die Räume getragen. Alle gehen mit, ob schweigend, betend oder Weihnachtslieder singend. Das Vaterunser schließt das Segnungsritual ab.

Der Dreikönigstag (6. Januar) beschließt die Rauhnächte. Am Vorabend ist es Brauch, durch die Räume zu gehen, mit Weihrauch zu segnen und auf die Türen mit Kreide den Haussegen – den auch die Sternsinger bringen – zu schreiben: C+M+B, umrahmt von der Jahreszahl (zum Beispiel 20 C+M+B 24).

MEIN RÄUCHERTIPP •

Fichtenharz, Mariengras, Myrrhe, Rose, Tannenharz und Weihrauch

---

1./2. Februar
Imbolc – Lichtmess

Der Monat Februar steht im Lateinischen für das Reinigen. Ab dem 2. Februar erwacht die Natur aus dem Winterschlaf, Maria Lichtmess weckt die Lebensgeister. Die Frage, die ich nun stelle und mit dem Räuchern unterstütze, lautet: »Wo möchte ich mein Licht zum Strahlen bringen?« In keltischer Zeit wurde um diese Zeit das Fest des Imbolc gefeiert, um die Winterstarre zu vertreiben. Im christlichen Sinne ist Lichtmess ein Marienfest – Maria Reinigung –, an dem das Licht der Kerze geweiht wird. Die innere wie die äußere Reinigung, das Aufräumen, um für Neues Platz zu schaffen, ist das zentrale Thema in diesen Tagen. Es wird Zeit, den Körper zu entgiften, den Vitamin- und Mineralstoffspeicher aufzufüllen.

Lichtmess ist der ideale Zeitpunkt, um Haus, Hof und Wohnung mit Rauch zu reinigen und zu segnen. Um die Reinigung zu forcieren, kann man vor dem Räuchern schon alle unangenehmen Themen, die man loswerden will, auf einen Zettel schreiben. Nach dem Räuchern verbrennt man den Zettel in der Räucherpfanne und die Themen werden ins Licht verabschiedet.

MEIN RÄUCHERTIPP •

Alant, Beifuß, Engelwurzwurzel, Fichtenharz, Lavendel, Quendel, Salbei, Wacholder

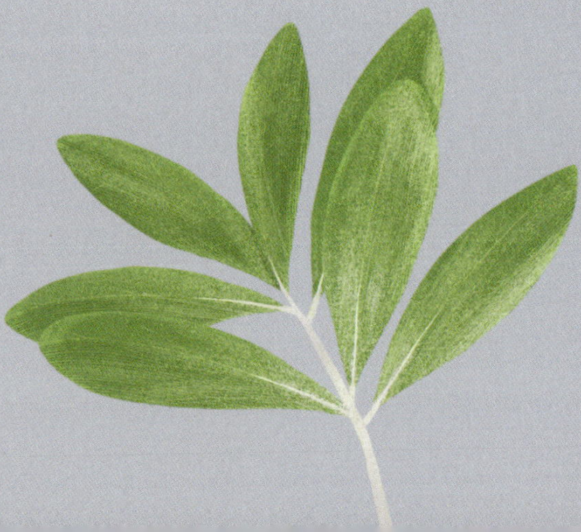

20. bis 23. März
Ostara – Frühlings-Tag-und-Nacht-Gleiche

Im keltischen Jahreskreis wird das letzte Fest im dunklen Halbjahr nach der Frühlingsgöttin Ostara benannt. Ein mächtiger Energieschub drängt aus der Erde hinauf zum Licht, die Säfte steigen in den Pflanzen hoch, in uns Menschen erwacht die Lebenskraft neu. Es ist Zeit, hinaus in die Natur zu gehen und Körper, Geist und Seele mit Licht zu stärken.

Ein weiterer Brauch ist der Palmbuschen, der am Palmsonntag geweiht wird und Haus und Hof vor Unglück schützt. Man verräuchert im Sommer dessen Reste, um drohende Unwetter abzuwenden.

Am ersten Sonntag nach dem Frühlingsvollmond feiern wir Ostern, das bedeutendste christliche Fest. »Mit dem Tod endet das Leben nicht, wir werden mit Gott auferstehen zu neuem Leben« – so die Osterbotschaft. Am Ostersonntag werden Eier, Brot, Schinken und Salz mit Weihrauch geweiht. Brauch ist es, zu Ostern Haus und Hof mit einer Räucherung zu reinigen. Das heutige christliche Osterfeuer geht auf das heidnische Frühlingsfeuer zurück, das die Winterdämonen vertrieb und den Frühling begrüßte.

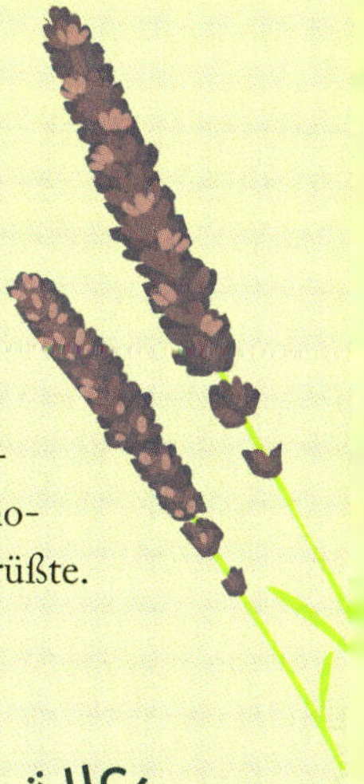

MEIN RÄUCHERTIPP •

Alant, Beifuß, Engelwurzwurzel, Thymian, Lavendel, Quendel, Rose, Weihrauch

---

30. April/1. Mai
Beltane – Walpurgisnacht

Die Kelten hießen zu Beltane die Sonne willkommen. Man saß im Freien, feierte ein Fest der Sinnlichkeit, Freude und Ekstase. Die Natur steht in vollem Saft, die Wiesen erblühen. In unserem Sprachgebrauch wurde aus Beltane die Walpurgisnacht, benannt nach der heiligen Walburga, die im 8. Jahrhundert als Äbtissin dem Doppelkloster von Heidenheim in Franken vorstand. Es werden große Feuer entfacht, Paare springen über das Feuer oder laufen über glühende Kohlen, um ihre Verbindung zu besiegeln. Es ist eine unbeschwerte Zeit zum Feiern und der Freude!

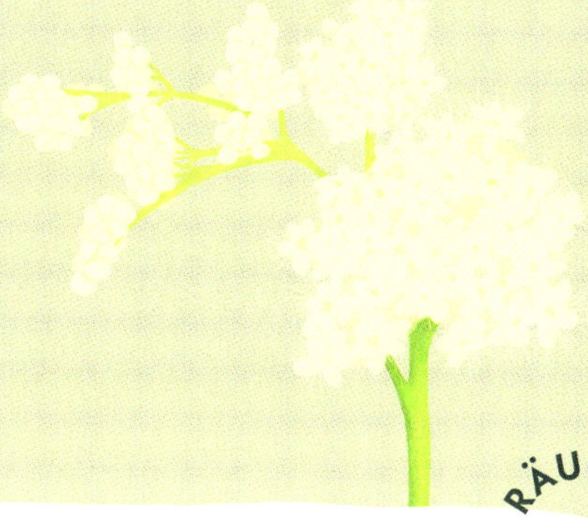

MEIN RÄUCHERTIPP •

Bilsenkraut, Hanf, Mädesüß, Muskatellersalbei, Mohn, Rose

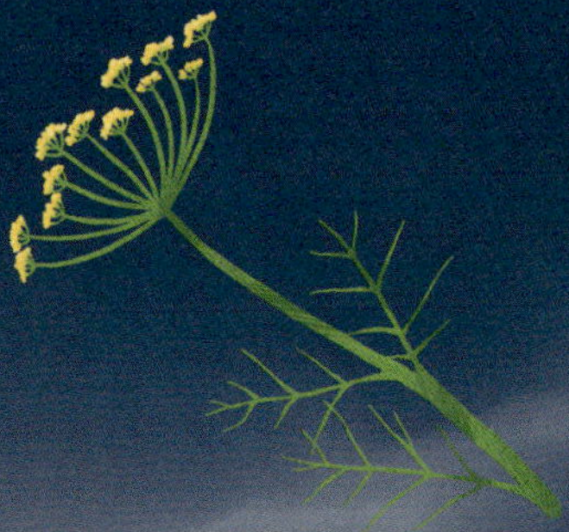
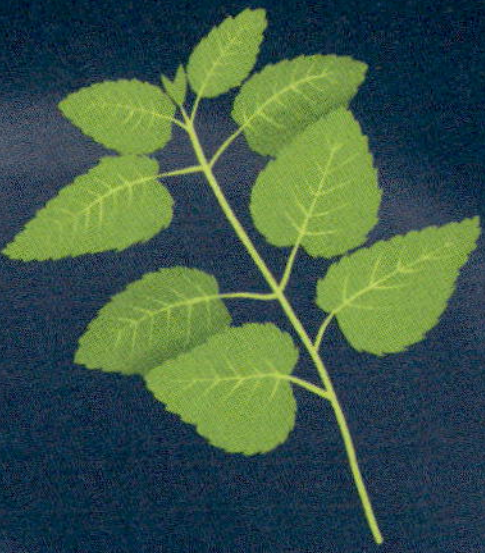
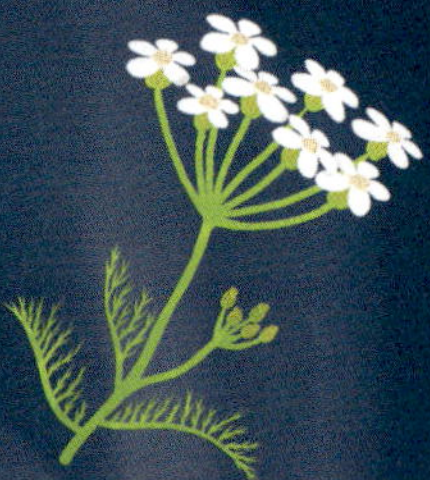

Räucher-mischungen

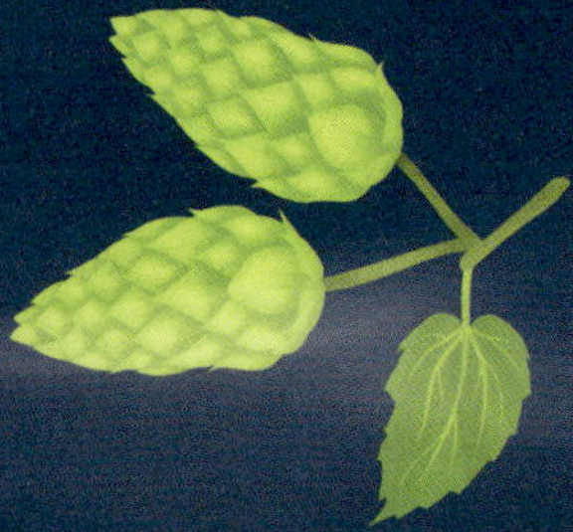
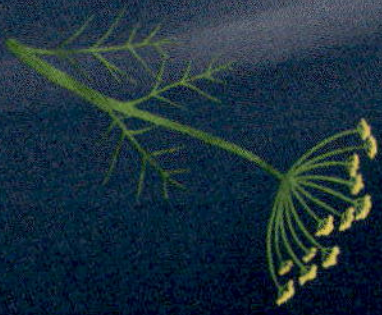

Beim Räuchern gilt es, das gesamte Wesen der Pflanze wirken zu lassen. Die Seele der Pflanze wird dabei von ihrem Pflanzenkörper gelöst. Für diesen Vorgang nutzen wir das Feuer zur Transformation. In feinstofflicher Form des Rauchs entfaltet sich die Wirkung ungehindert und verbreitet sich. Räuchern kann körperliche Beschwerden lindern, doch an diese Form der Heilräucherung soll man sich sehr behutsam herantasten. Grundsätzlich sollten Räucherungen bei körperlichen Beschwerden nur in Absprache mit einem Arzt durchgeführt werden. Die Räucheranwendung kann punktgenau am Körper durchgeführt werden. Dazu gibt es Hilfsmittel wie spezielle Hocker oder ein Räuchertuch.

Das Räuchern zu Heilzwecken bewirkt ein ganzheitliches körperliches und seelisches Wohlbefinden. Durch Räucheranwendungen können Schmerzen und Beschwerden gelindert werden, Körperzellen und Stoffwechsel werden in Balance gebracht. So wie mit allen Therapieformen der TEM werden auch hier die Selbstheilungskräfte aufgebaut, wodurch eine Stärkung des Immunsystems gewährleistet wird. Patient:innen können auch eine allgemeine Verbesserung ihres Zustandes vor allem dann bemerken, wenn das Räuchern komplementär zu anderen Therapien Verwendung findet.

Bevor wir Ihnen eine kurze Übersicht über die häufigsten Erkrankungen geben, hier noch einige Hinweise.

Trocknen

Wenn Sie vorhaben, die Zutaten Ihrer Räucherwerke selbst zu sammeln (siehe Sammelkalender auf Seite 124/125), möchten wir Sie darauf hinweisen, dass Sie die Pflanzenteile nicht in der direkten Sonne trocknen sollten. Verteilen Sie die frisch geernteten Blätter, Blüten, Früchte, Samen oder Wurzeln auf einer festen Papierunterlage oder einem Karton und legen Sie sie an einer schattigen Stelle zum Trocknen aus. Achten Sie darauf, dass die Luft zirkulieren kann, keine Pflanzenteile übereinanderliegen und auch keine Insekten an die ausgelegten Pflanzen kommen. So können keine tierischen Rückstände und kein Schimmel in das Räucherwerk geraten.

Stellen Sie sicher, dass die Pflanzenteile komplett getrocknet sind, bevor Sie sie verwenden, denn feuchte Zutaten riechen unangenehm, es entsteht unschöner schwarzer Rauch, und die Inhaltsstoffe feuchter Pflanzen können ihre Wirkung nicht im selben Maß entfalten wie durch und durch getrocknete.

TIPP • TIPP • TIPP •

Verwenden Sie niemals chemisch behandelte Zutaten. Denken Sie stets daran, dass diese Stoffe dann auch im Räucherwerk enthalten sind.

Die Räuchermischung

Wichtig ist es, zu wissen, dass eine einzige Pflanze gegen ein bestimmtes Krankheitsbild zu verräuchern weniger erfolgreich ist als eine Mischung, weil die Vielfalt an Inhaltsstoffen niemals in einer einzigen Pflanze vereint sein kann. Sie werden auch bemerken, dass in diesem Buch keine genauen Rezeptangaben vorkommen, wie Sie sie aus Kochbüchern kennen. Das liegt in erster Linie daran, dass das Mischen des Räucherwerks nach Gefühl und Intuition erfolgt. Deshalb ist auch keine Waage vonnöten, und mit wachsender Erfahrung werden Sie auch immer mehr Freude am Experimentieren gewinnen.

Grundsätzlich gilt aber, dass Hölzer, Wurzeln und Harze jene Teile der Mischung darstellen, die am kraftvollsten sind. Blüten, Blätter, Samen, Knospen, Kraut und Früchte werden in einer Mischung zu gleichen Teilen verwendet, was Sie aber nicht daran hindern sollte, Ihre Lieblingspflanze in einem anderen Mischungsverhältnis dazuzugeben. Sie werden bemerken, dass das Bauchgefühl in diesem Fall immer richtig ist.

Heilungsprozesse unterstützen

Beim Räuchern gegen Krankheiten ist es nicht wichtig, wie gut der Duft ist, sondern wie wirkungsvoll. Die Stoffe, die jede einzelne Zutat durch die Hitze entlässt, nützen dem Ausgleich eines körperlichen Mangels und riechen manchmal nicht gut. Seien Sie unbesorgt, Sie haben nichts Falsches getan. Wir möchten Sie aber vor allem darauf hinweisen, dass die folgenden Rezepturen zwar den jeweiligen Krankheiten entgegenwirken, allerdings gibt es noch unzählige andere Pflanzen und Pflanzenteile, die angewandt werden können. Wie bereits erwähnt, ist es Ihrem Experimentiergeist überlassen, neue und andere Kombination und Mischungen auszuprobieren.

Was beim Räuchern nach TEM niemals außer Acht gelassen werden darf, ist der ganzheitliche Zugang zur Heilung eines Menschen. Das heißt, in der TEM wird der Ursprung von Krankheiten nicht nur im rein Physischen gesucht, sondern sie bezieht die Seele in ihre Diagnostik ein. Räucherwerke geben uns die Möglichkeit, durch das Ansprechen des limbischen Systems über das Geruchsgedächtnis jene Selbstheilungskräfte zu aktivieren, die zur Genesung führen, weshalb in unserem Verzeichnis auf den nächsten Seiten nicht nur Krankheiten, sondern auch Rituale enthalten sind, die zur Befreiung seelischer Spannungen dienen.

Denken Sie stets daran, dass Krankheiten ein Warnsystem der Seele sein können. Wer sich dessen bewusst ist, wird schnell herausfinden, warum ein Mensch, der die Signale seiner Psyche verdrängt oder erst gar nicht wahrgenommen hat, an genau dieser für ihn und sein Temperament typischen Krankheit zu leiden hat. Sie werden im Gespräch mit dieser Person schnell zu den richtigen Räucherzutaten greifen.

In diesem Sinn ist auch das folgende kleine Lexikon der Krankheiten zu verstehen, das weder eine vollständige noch eine unveränderbare Sammlung sein will.

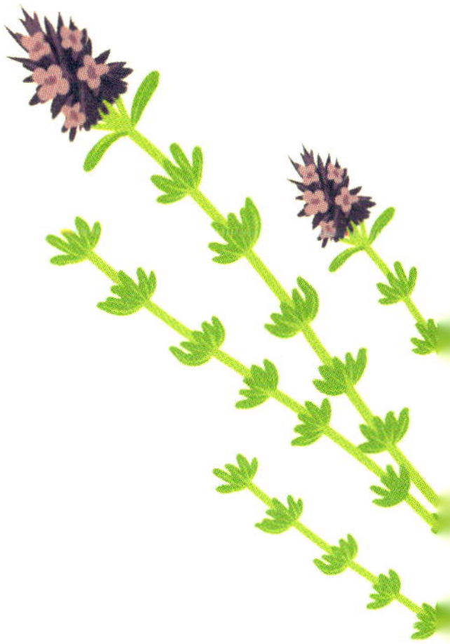

Arthritis

Man räuchert **Weihrauch**. Vorher reibt man die schmerzenden Gelenke sanft mit wollenen Tüchern, um die Durchblutung anzuregen. Dann die betroffenen Bereiche in den Rauch halten oder den Rauch über diese Stellen fließen lassen, und zwar so lange, bis ein angenehmes Gefühl entsteht, aber nicht länger als 15 bis 20 Minuten. Zum Weihrauch können **Fliederblüten** und **Wacholderbeeren** dazugemischt werden.

Atemwege

Für das Räuchern der Atemwege verwende ich einen Weihrauchbrenner (Räucherstövchen) oder ein rauchgetränktes Tuch, das man sich vor die Nase hält oder/und auf die Brust legt.

Derselbe Vorgang kann auch bei Haustieren wie Katzen, Hunden oder Pferden sowie Nutztieren wie Rindern, Schweinen, Schafen, Ziegen und Geflügel eingesetzt werden. Man kann Nervosität, Atemwegserkrankungen oder Verdauungsprobleme bei Vierbeinern lindern. Wegen des gut entwickelten Geruchssinns der Tiere muss man sehr achtsam und verantwortungsbewusst mit der Dosis des Räucherwerkes umgehen. In Stallungen sollte eine Räucherung nur in Begleitung einer zweiten Person, die ein Gefäß mit Wasser mitträgt, durchgeführt werden. So kann man bei einem Missgeschick die Glut schnell löschen. Und man sollte Räuchergefäße mit einem Deckel verwenden, um zu verhindern, dass Glut und Räuchergut herausfallen, wenn große Tiere bei schnellen Bewegungen gegen das Gefäß stoßen.

→ **Bei Husten und Bronchitis**

– **Fichtenharz** wirkt gegen Husten und bringt Erleichterung; es kann mit Veilchenblüten (entzündungshemmend und schleimfördernd) ergänzt werden.

– **Thymian** löst und beruhigt bei krampfartigem Husten; wirkt antibakteriell und auswurffördernd. Bei einer akuten Bronchitis von Pferden ist Thymian ein sehr gutes Mittel. Vorsicht: Langsam von vorne an das Tier herangehen, sonst kann es scheuen.

– **Salbei** bei Husten und Auswurf mit weißem Schleim; wirkt adstringierend, krampflösend, antimikrobiell und sekretionsfördernd. Muskatellersalbei hilft vor allem bei Katzenschnupfen.

Kampfer wird häufig in der Homöopathie und Tiermedizin eingesetzt. Verringert das Druckgefühl in der Brust, wirkt entzündungshemmend, schmerzlindernd und antibakteriell. Der echte Kampfer brennt auch ohne Kohle – nur anzünden.

– **Fenchel** löst Schleim und beruhigt Husten, wirkt entkrampfend, auswurffördernd, krampflösend und antimikrobiell.

Augenentzündungen, müde Augen

Halten Sie ein Baumwoll- oder Leinentuch über das Räuchergefäß mit **Augentrost**, bis Sie glauben, dass das Tuch genug Rauch aufgenommen hat. Legen Sie das Tuch ein paar Minuten auf die geschlossenen Augen und wiederholen Sie den Vorgang so lange, bis Sie Erleichterung spüren.

Blähungen

Halten Sie ein Baumwoll- oder Leinentuch über das Räuchergefäß mit **Fenchel**, bis Sie glauben, dass das Tuch genug Rauch aufgenommen hat. Das Tuch dann ein paar Minuten auf den Bauch auflegen. Den Vorgang so lange wiederholen, bis man Linderung verspürt.

TIPP • TIPP •

Bei Blähungen können Sie sich zudem einen Fencheltee zubereiten. Dafür 1 TL Fenchelsamen mit 150 ml siedendem Wasser übergießen, 5–10 Minuten ziehen lassen und dann abseihen.

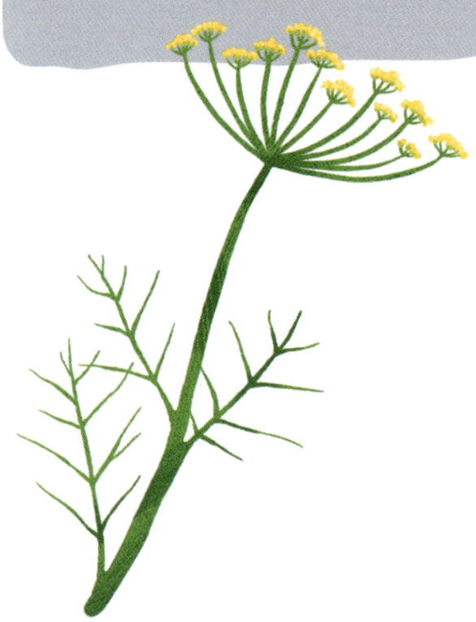

Bronchitis

Bei einer zähen warmen Verschleimung der Atemwege sollte man im Freien eine Räucherung mit **Salbei** durchführen. Es kann auch eine geringe Dosis gemörserter **Kubebenpfeffer** beigefügt werden. Er ist schleimlösend und bringt stockende Energien wieder in Fluss.

TIPP • TIPP •

Bei Bronchitis oder Husten ist Salbei ein wahrer Segen. So zum Beispiel ein klassischer Salbeitee zum Gurgeln. Dafür 10 g getrocknete oder frische Salbeiblätter mit 400 ml siedendem Wasser übergießen, 10 Minuten ziehen lassen und dann abseihen. Sobald der Tee abgekühlt ist, noch lauwarm zum Gurgeln verwenden. Anschließend 1 TL Honig einnehmen und dann noch 1 Tasse Salbeitee trinken.

Danken

Wofür oder wem möchten Sie hier und jetzt Danke sagen? Die Haltung der Dankbarkeit erhellt das Wesen und Leben eines Menschen. Es gibt immer und überall einen Anlass, jemandem für etwas oder sich selbst zu danken. Gerade zur Zeit der Herbst-Tag-und-Nacht-Gleiche haben solche (Ernte-)Dank-Rituale Tradition, hohen Stellenwert und Symbolcharakter.

Ich selbst schließe zum Beispiel gerne den Tag immer wieder einmal mit folgender Dankesräucherung ab, denn sie schenkt mir Harmonie und stimmt mich positiv. In Ruhe zünde ich eine Kerze an und beginne bewusst mit dem Gong einer tibetischen Klangschale oder Zimbeln die Zeremonie. Auf die glühende Kohle in der Schale lege ich folgende Mischung.

→ Räuchermischung

½ Teil Alant
1 Teil Holunder
1 Teil Ysop
1 Teil Rosmarin
½ Teil Iriswurzel
1 Prise Rosenweihrauch

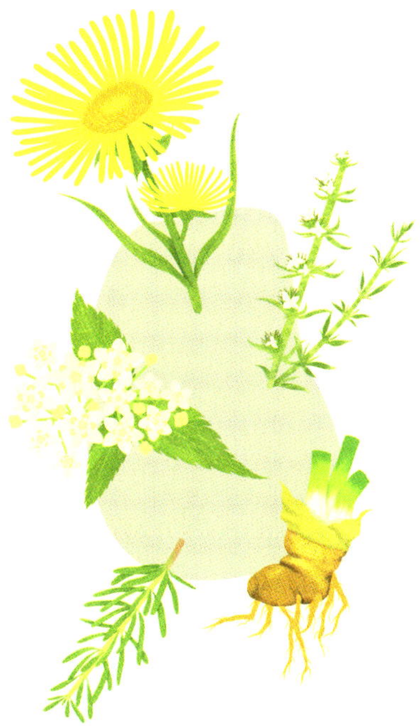

Ich verweile einige Minuten danksagend und mit guten Gedanken. Manchmal spreche ich auch folgende Danksagung eines unbekannten Verfassers, die mich berührt: »Danke für alle guten Gaben, das Essen und die Getränke. Danke für die guten Gedanken, die mir helfen, das Leben positiv zu sehen. Danke für meine guten Worte, die loben, helfen und trösten und Ver-gebung sprechen. Danke für meine guten Werke, die unterstützen, helfen und heilen. Danke für deine Güte, deinen Frieden und deine Liebe, welche mein Leben immer begleiten.« Mit einem Gongschlag lasse ich das Abendritual ausklingen.

Harmonie

Eukrasia empfinden alle Archetypen als wohltuend und ausgleichend. Diese Räuchermischung bringt unsere Säfte im Organismus in Balance. Sie beruhigt, harmonisiert, ohne schläfrig zu machen. Die Mischung ist zur Entspannung am Tag oder für eine Abendräucherung gut geeignet.

→ Zutaten

1 Teil Rosenblüten
1 Teil Zirbe
1 Teil Lavendel
1 Teil Eisenkraut
½ Teil Styrax
½ Teil Alantwurzel

→ Herstellung

① Alle getrockneten Bestanteile in den Mörser geben, zerkleinern und gut durchmischen.
② In kleiner Menge auf der Räucherkohle verglühen lassen oder in einer Schale über einem Teelicht erhitzen.

Hauterkrankungen

Die betroffenen Körperstellen direkt mit dem Rauch behandeln oder ein rauchgetränktes Tuch auflegen.

→ Geeignete Räucherstoffe

Gänseblümchen, Quendel, Löwenzahn, Kamille, Ringelblume und Fichtenharz

Immunkraft stärken

Ob im Herbst oder im Frühling – Schnupfennasen haben Hochsaison: Menschen in unserem Umfeld husten uns was. Höchste Zeit, die eigene Abwehrkraft auf Vordermann zu bringen. Dazu gebe ich Lavendelblüten oder -öl in eine Schale mit Wasser und stelle sie über dem Heizkörper auf. Das kann helfen, die Atemwege frei zu halten. Gleichzeitig räuchere ich immer wieder eine immunstärkende Mischung.

→ **Räuchermischung**

1 Teil Holunder
1 Teil Lavendel
1 Teil Labkraut
1 Teil Salbei
1 Teil Quendel
1 Teil Tausendgüldenkraut
1/2 Teil Angelikasamen
1/2 Teil Mistelblätter

»Wenn man an starkem Schnupfen leidet, lege man Fenchel und viermal so viel Dill auf einen Dachziegel oder erwärmten Backstein und wende die Kräuter hin und her, dass sie dampfen, und atme den Duft durch Nase und Mund ein und esse dann die so auf dem Stein erwärmten Kräuter mit Brot. So verfahre man vier oder fünf Tage lang. Oder wenn es reichlich aus der Nase fließt, so mache Rauch aus dem Tannenholz und sauge dies durch die Nase ein und der Fluss wird gelöst und hört auf.«

Hildegard von Bingen zu Schnupfen

Jähzorn

Bei Jähzorn empfahl Hildegard von Bingen folgende Duftmischung:

»Und wer jähzornig ist, der nehme die Rose und weniger Salbei und zerreibe es zu Pulver. Und in jener Stunde, wenn der Zorn ihm aufsteigt, halte er es an seine Nase. Denn der Salbei tröstet, die Rose erfreut.«

Physica 1–22

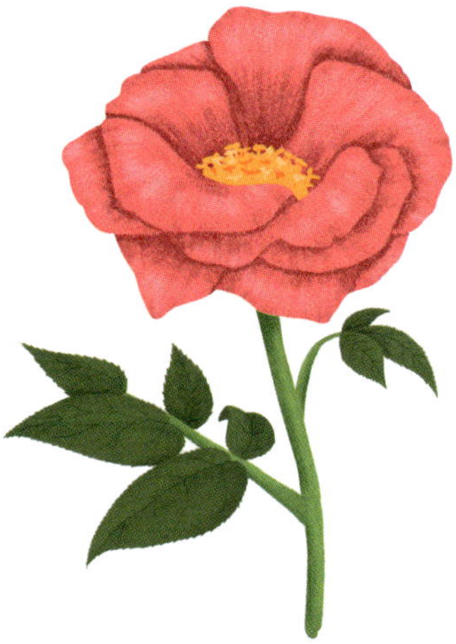

Kopfschmerzen

Die Dosis macht das Gift – bei Kopfschmerzen vorsichtig vorgehen, nicht zu intensiv räuchern. Zuerst eher ein rauchgetränktes Tuch verwenden.

→ **Geeignete Räucherpflanzen**

Angelikawurzel, Mädesüß, Tannenharz, Salbei, Veilchen

Mädesüß ist vor allem bei Migräne in einem Stövchen geräuchert wirkungsvoll. Dazu empfehle ich, Tee aus Mädesüßblüten zu trinken. Den Tee 10 Minuten lang ziehen lassen.

Bei Spannungskopfschmerz habe ich gute Erfahrungen mit einer ganz geringen Dosis geräuchertem **Kampfer**. Vorsicht, man kann leicht zu viel vom Kampfer erwischen!

Liebe

Aphrodisierende Pflanzen kannte und nutzte man schon in den alten Hochkulturen, und wenn im Frühling alles blüht und Natur wie Mensch zu neuer Lebenslust erwachen, dann passt vielleicht diese aphrodisierende Mischung für ein Dinner for two und einen romantischen Liebesabend besonders gut.

→ Räuchermischung

2 Teile Rosenblüten
1/2 Teil Bertramwurzel
1/2 Teil Sternanis
1/2 Teil gemörserte Kardamomsamen
1 Prise Rosenweihrauch
1 Prise Iriswurzel

TIPP • TIPP • TIPP •

Wer möchte, kann auch noch gemörserte Selleriesamen und gemörserte Moschuskörner beifügen.

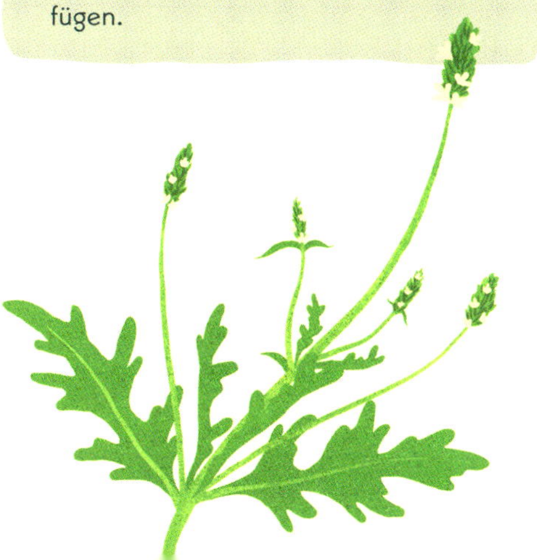

Loslassen

Ich empfehle ein Ritual, das damit beginnt, alles, was ich loslassen will, oder negative Gedanken und Gefühle, die mir nicht guttun, auf einen Zettel zu schreiben. Dann räuchern und zum Abschluss den Zettel in der Räucherpfanne verbrennen. Danach gönne ich mir ein Rosensalzpeeling unter der Dusche oder in der Badewanne.

→ Empfohlene Räucherpflanzen

Lavendel, Eisenkraut, Mädesüß, Muskatellersalbei oder Salbei, Rose, Tausendgüldenkraut und Weihrauch

→ Loslass-Zeremonie

Innehalten, loslassen, sich befreien – dieses Resümee-Ziehen sollte jeder immer wieder einmal durchführen, um sicherzugehen, dass er so lebt, wie er wirklich leben möchte. Sich die Frage stellen: »Wovon möchte ich mich befreien, was belastet und hindert mich an meiner Entfaltung?« Im Buddhismus heißt es: »Lerne loszulassen, das ist der Schlüssel zum Glück.« Dem Rauch alles, was man an Emotionen, hemmenden Einstellungen, Situationen loswerden will, übergeben. Die Asche der Räucherung bewusst fließendem Wasser, etwa einem Bach überlassen.

→ Räuchermischung

1 Teil Beifuß
1 Teil Brombeerblätter
1 Teil Eisenkraut
1 Teil Tausendgüldenkraut
1 Teil Weidenrinde
1/2 Teil Weihrauch

Menstruationsbeschwerden

Es kann ein rauchgetränktes Tuch aufgelegt werden oder über einem speziellen Hocker, der nach unten hin offen ist, die Räucherung mit **Mastixharz, Frauenmantel, Schafgarbe, Johanniskraut** und **Tausendgüldenkraut** zugeführt werden.

Mückenabwehr

Die lästigen kleinen Sauger können einem laue, gemütliche Abende am See, auf der Terrasse oder im Garten ganz schön verderben. Stechmücken verduften im wahrsten Sinn des Wortes mit der folgenden Mischung.

→ Räuchermischung

1 Teil Lavendel
1 Teil Eukalyptus
2 Teile Rainfarn
1 Teil Katzenminze
1 Teil Wacholder
$^1/_2$ Teil Fichtenharz

→ Anwendung

Kräuter auf das Gitter eines Räucherstövchens geben.

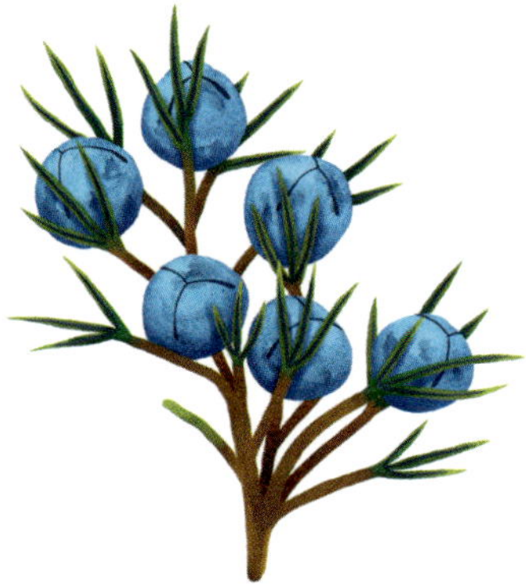

Nervenleiden

Was hilft, ist, sein Nervenkostüm zu stärken, zu entkrampfen und eventuelle Angstzustände abzubauen. Dafür den ganzen Körper im Freien mit einer Räuchermischung aus **Fichtenharz, Rainfarn, Holunder, Schafgarbe** und eventuell **Propolis** räuchern.

Wer allein ist, kann die Räucherschale vor den Körper stellen und sich den Rauch mit den Händen zum Körper fächeln.

Ohrenbeschwerden

Gegen Ohrenleiden kann man ein rauchgetränktes Tuch auflegen oder die Räucherung mit einer Tabakpfeife durchführen. Dazu gibt man eine Mischung aus **Holunder, Taubnessel, Johanniskraut** und **Ysop** in die Pfeife, hält das Mundstück an das Ohr und bläst sehr vorsichtig auf den Pfeifenkopf mit den glimmenden Kräutern.

Parasiten bei Tieren (Zecken, Flöhe und Milben)

– **Wacholder,** auch Feuerbaum genannt, ist eines der ältesten bekannten Räuchermittel in der Tiermedizin und hilft gegen Zecken und Flöhe.
– **Rainfarn** hält Insekten und Schädlinge vom Fell der Tiere fern und schützt vor Hautinfektionen. Vorsicht: Rainfarn ist frisch schwach giftig.

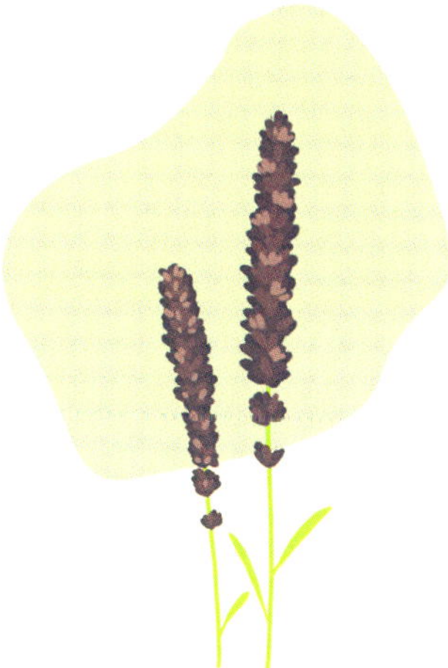

– **Lavendel** hilft nicht nur bei Unruhe und Angst, sondern auch zur Insektenabwehr, vor allem bei Pferden.

– **Weihrauch** im Weihrauchbrenner (Räucherstövchen) langsam schmelzen lassen, das wirkt nicht nur stimmungsaufhellend, sondern hilft auch bei Parasitenbefall.

– Jeder, der mit einem Haustier lebt, weiß, dass Katzen und Hunde sensible und hingebungsvolle Tiere sind, die energetische Belastungen ihrer Halter:innen übernehmen können. Das kann so weit gehen, dass das Tier die gleichen körperlichen Beschwerden zeigt wie sein Frauchen/ Herrchen. Daher ist es hilfreich, Anspannung bzw. belastende Energien für Mensch und Tier mit **Weihrauch** abzubauen.

i

Hinweis

Räuchern ersetzt keine medizinische Behandlung durch den Tierarzt oder eine professionelle Tierverhaltenstherapie. Es kann aber ergänzend zum Wohlbefinden unserer vierbeinigen Freunde beitragen.

Reinigung

Im Volksmund heißt das Räuchern von Haus, Hof und Stall »rauka gehen«. Der Rundgang wird in ländlichen Regionen von Segenssprüchen wie »Vater unser im Himmel, schütze dieses Haus, Glück herein, Unglück hinaus« begleitet. Es gibt viele Gründe für eine Haus- und Hofräucherung: Ältere Häuser atmen Geschichte. Wer ein solches übernimmt oder dort einzieht, sollte es vorher energetisch reinigen, damit alte Streitenergie oder negative Gefühle gewandelt werden. Treten plötzlich Probleme, Konflikte oder Streit auf oder schlafen Kinder auf einmal schlecht im Haus, obwohl das vorher nie der Fall war, steht Klärung und Harmonisierung der Energie an. Können sich Seelen verstorbener Vorbewohner:innen nicht vom Haus lösen, bedarf es einer Transformation der vergangenen Energie.

Kurzum: Geräuchert kann immer werden, wenn einem danach ist – nach Streitigkeiten, Krankheit, Verunreinigung in der Aura, um Orte, Räume oder Gegenstände zu reinigen oder einfach eine wohltuende Atmosphäre zu verbreiten. Die Stoffe einzeln oder nach Vorliebe gemischt räuchern.

→ Reinigende Räucherstoffe

Alantwurzel, Beifuß, Engelwurzel, Fichtenharz, Lavendel, Salbei und Weihrauch

→ Vorbereitung, Durchführung

– Vor dem Räucherritual ist es vorteilhaft, das Haus aufzuräumen und Dinge auszumisten, die man nicht mehr braucht oder mag. Angenehm ist es, wenn die Familie oder ein Freund/eine Freundin dem Ritual beiwohnt.

– Vorab die Fenster kippen, damit entfliehen kann, was raus muss.

– Wir beginnen mit der Ausräucherung im Keller und gehen weiter nach oben in den Wohnbereich bis zum Dachboden. Die alten Energien hängen oft in den Ecken und Nischen, daher diese unbedingt ausgehen.
– Grundsätzlich gilt: Lassen Sie sich von Ihrem Gefühl leiten!
– Nach dem Haus geht es in den Stall oder/und um das Haus herum.
– Waren Familie oder Freunde dabei, schließt man das Ritual mit gemeinsamen Speisen und Feiern ab. Räuchern ist nicht nur eine ernste Angelegenheit, es hat auch mit Harmonie, Verbundenheit, Energie und Lebensfreude zu tun.
– Vertrauen Sie Ihrem Gespür, wann es Zeit ist, zu räuchern!

Schutz

Für eine Abschirmung gegen negative Energie oder wenn man beispielsweise nach einem Einbruch sein Haus von fremder, bedrohlicher Energie reinigen möchte, habe ich mit folgender Mischung gute Erfahrungen gemacht.

→ Räuchermischung

1 Teil Weihrauch
1 Teil Wacholderbeere
1 Teil Beifuß
1 Teil Holunder
1/2 TL Veilchen
1/2 Teil Weihrauch
1 Prise Zimt

→ Räucherung

Zuvor ist es sinnvoll, Beifuß zu räuchern. Anschließend die angegebenen Kräuter gut mischen, auf ein Stövchen setzen und an den entsprechenden Stellen räuchern.

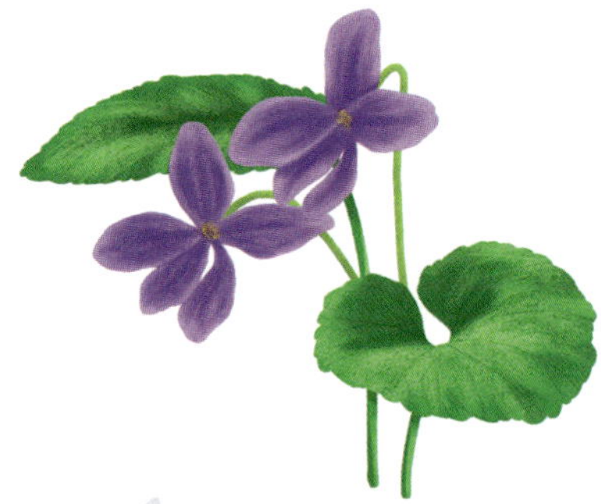

Trauerritual

Die Trauerkultur und Beschäftigung mit dem Tod ist für viele angstbesetzt und immer noch ein Tabu. Das Aufbahren eines Toten zu Hause gibt es kaum mehr, und damit fehlt die Möglichkeit, sich persönlich, in Ruhe und vertrauter Umgebung verabschieden zu können. So wird der Tod aus dem Leben ausgesperrt, das Loslassen, Freigeben eines geliebten Menschen und das Trauern wird umso schwieriger.

Mein Räucherritual soll in dieser Zeit Kraft, Trost und Verbundenheit ausdrücken sowie das Verabschieden des Nahestehenden im Kreis von Freund:innen oder/und Familie in geschützter Atmosphäre erleichtern.

→ Ritual

Man setzt sich rund um eine Räucherschale an einen Tisch oder in einen Sesselkreis und streut folgende Mischung auf die Kohle. Man reicht einander die Hände, schweigt, betet oder singt gemeinsam. Jede Gemeinschaft findet ihren individuellen Weg, mit dem Toten in Kontakt zu kommen.

→ Räuchermischung

1 Teil Beifuß
1/2 Teil Fichtenharz
1 Teil Mädesüß
1 Teil Rosenblüten
1 Teil Rosmarin

Trennung

Auch Trennung ist ein Thema, mit dem manche lange hadern, gekränkt und verschlossen zurückbleiben, vor allem wenn es sich um die Trennung von Partner:innen oder eine Scheidung handelt. Solange man innen drinnen keinen Schlussstrich gezogen hat, ist ein Neubeginn, ein Sich-wieder-Öffnen für die Liebe schwierig. Wer in Schmerz, Kränkung, innerem Rückzug, vielleicht auch Hass, hängen bleibt, ist nicht frei.

→ Ritual

Mit dieser Prozedur habe ich persönlich sehr gute Erfahrungen gemacht, wenn es darum geht, sich von Vergangenem zu befreien, Neubeginn und Wandlung hin zur Lebensfreude zu ermöglichen. Man braucht eine Räucherschale, Kohle und **Beifuß**, einen Kugelschreiber und kleine Zettel für jeweils ein Wort. (Salzpeeling und eine Tasse Tee oder Wasser danach verstärken die Wirkung.)

Im ersten Schritt wird die Kohle angezündet, damit diese gut durchglühen kann. Vor der Räucherung schreibt man drei bis fünf Worte auf, warum einem die Trennung so schwer fällt oder das Beziehungsende so schmerzt. Man faltet die Zettel und legt sie beiseite. Anschließend gibt man den Beifuß auf die glühende Kohle, beugt sich über die Schale und taucht in den Rauch ein. Das Abräuchern wird verstärkt, wenn man mit den Händen alles Belastende symbolisch vom Körper abstreift. Dazu kann man sich bis zu 10 Minuten Zeit nehmen. Nach dem Räuchern übergibt man die Zettel dem Feuer/der Glut in der Räucherschale und verbrennt sie. Das Ritual mit einer Tasse Tee oder einem Glas Wasser als Zeichen der Reinigung ausklingen lassen.

Auch ein Salzpeeling – aus **Meeressalz,** feinen zerkleinerten **Rosenblüten, Mandelöl** mit ein paar Tropfen ätherischem Öl von **Patchouli, Jasmin** und **Vanille** – hilft, seelischen Kummer abzustreifen und sich selbst mit dem Gedanken »Es ist gut, dass es mich gibt, so wie ich bin« liebevoll anzunehmen. Man kann das Peeling unter der Dusche oder in der Wanne ausführen.

Dieses Ritual hilft auch, bei Stresssymptomen wieder in seine Mitte zu kommen, Negatives abgleiten zu lassen.

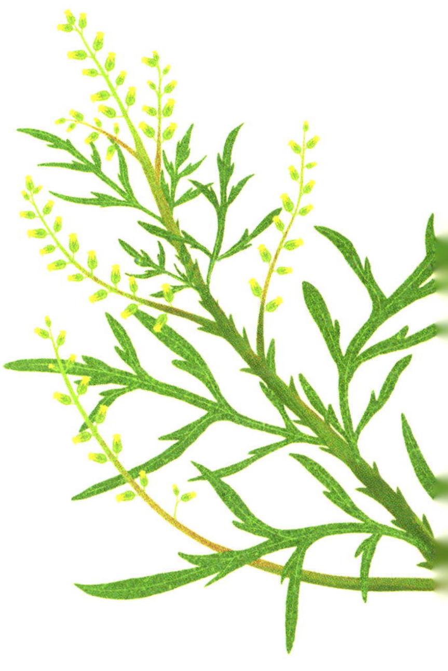

Unruhe – Nervosität

Auch in diesem Fall verwende ich einen Weihrauchbrenner (Räucherstövchen) und beruhigende Heilpflanzen:

– **Baldrian** ist ein bewährtes Mittel gegen Nervosität; beruhigt den Geist, wirkt auch bei Katzen, bei denen er allerdings zunächst niedrig dosiert anregend und stimulierend wirkt und nur in ausreichend hoher Dosierung beruhigt.

– **Lavendel** hat eine leicht beruhigende Wirkung auf das Zentralnervensystem, hilft bei Unruhe und Angst, gleicht bei Erschöpfung und Überreizung aus. Lavendel beruhigt aggressive und nächtens überaktive Katzen.

– **Melisse** in mäßiger Dosis wirkt wie ein mildes Beruhigungsmittel bei Angst und Nervosität, ist krampflösend und antiviral. Gutes Mittel für unruhige, nervöse und aufgebrachte Hunde.

– **Passionsblume** beruhigt den Geist, nimmt Nervosität, Anspannung und Reizbarkeit, wirkt gleichzeitig stimmungsaufhellend und anregend.

TIPP • TIPP • TIPP •

Ganz besonders beruhigend kann auch ein Melissen-Lavendel-Bad sein. Dafür 300 g frische Melisse mit 100 g frischen oder getrockneten Lavendelblüten in etwa 1 l Wasser aufkochen, 10 Minuten köcheln und zum Schluss ½ Tasse Honig einrühren. Das Kräuterwasser einem Vollbad zufügen.

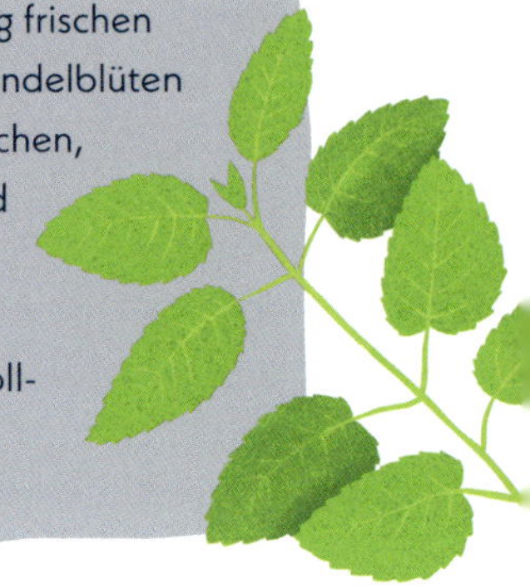

– Die **Römische Kamille** ist bekannt dafür, dass sie nervöse, unruhige und aufgebrachte Hunde beruhigt. Ich würde in diesem Fall nicht sofort räuchern, sondern ein Tuch im Rauch tränken und dem Tier um den Hals legen oder binden. Dieses Ritual entspannt und der Hund assoziiert in der Folge den Duft mit Beruhigung. Am besten wählt man den Zeitpunkt nach einem Spaziergang, wenn sich der Hund hinlegt und ausruht. Dieses Ritual – je nach Bedarf – über Tage oder Wochen hinweg durchführen.

– **Kamille** hilft zum Beispiel eifersüchtigen Katzen. Kommt ein zweites Katzerl ins Haus, fürchtet die schnurrende Hausherrin um ihr Revier und die Zuwendung des Frauchens/Herrchens. Katzen reagieren dann häufig mit Aggression oder Rückzug, werden unrein etc. Getrocknete Rosen- und Kamillenblüten, auf einem Stövchen verräuchert, helfen, in der Katzenseele und auch im Raum wieder Harmonie herzustellen.

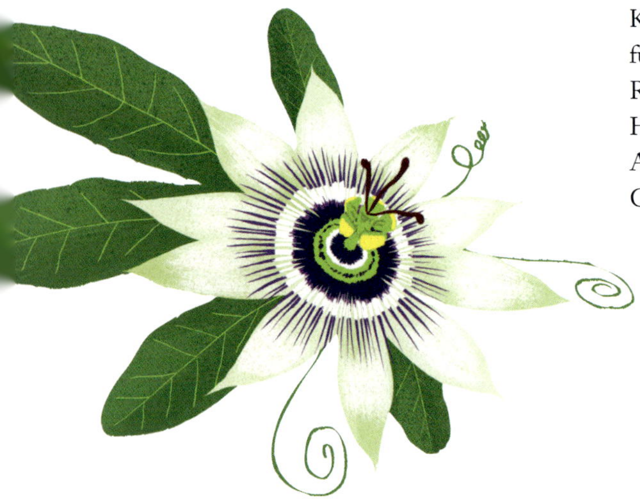

Verdauung

Eine Räucherung mit Heilpflanzen kann bei Appetitlosigkeit, Durchfall, Reizmagen und Entzündungen im Mund- und Rachenraum angewendet werden (hilft auch bei Haus- und Nutztieren):

– **Kamille** hilft bei Brechreiz und Erbrechen, wirkt in erster Linie entzündungswidrig und desinfizierend.

– **Dill** tonisiert den Magen, hilft bei Appetitlosigkeit und Übelkeit, wirkt gegen Blähungen, ist krampflösend und magenstärkend. Vor dem Räuchern die Samen in einem Mörser zerkleinern.

TIPP • TIPP • TIPP •

Tee bei Übelkeit

Unterstützend zur Räucherung bei Übelkeit und Erbrechen kann auch Tee helfen, die Verdauung zu beruhigen und die Beschwerden zu lindern. Kamille- und Fencheltee wirken dank der ätherischen Öle dieser beiden Heilpflanzen beruhigend auf den Verdauungstrakt und Pefferminztee lindert den Brechreiz.

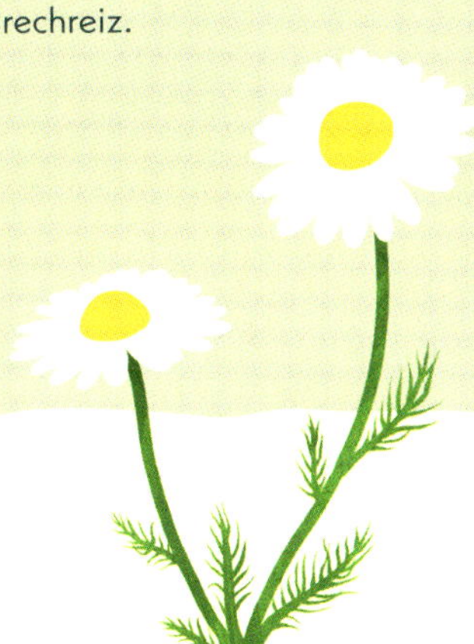

Vergebung

Wut, Hass, Zorn, Neid etc. verhindern den eigenen inneren Frieden und den mit der Umwelt. Regelmäßige Räucherungen begleiten und unterstützen den Prozess hin zu Liebe, Frieden und Dankbarkeit.

→ **Empfohlene Räucherpflanzen**

Alant, Lavendel, Mädesüß, Odermenning, Schlüsselblume, Ysop

Vertrauen

Als Oberbegriff für das Wort »Vertrauen« wird immer wieder das Wort »Glaube« im Sinn von festem Halt und Stand genannt. Räuchern kann helfen, fehlendes Vertrauen und Unsicherheit loszuwerden.

→ **Empfohlene Räucherpflanzen**

Angelikawurzel, Beifuß, Eichenrinde, Gänseblümchen, Huflattich, Thymian, Wacholder

---

Wirbelsäulenbeschwerden

Die Räucherung kann entlang der Wirbelsäule oder mit einem rauchgetränkten Tuch durchgeführt werden. Es eignen sich sehr gut **Arnika, Beinwell, Holunderblüten** und **Weide.**

Heilpflanzen

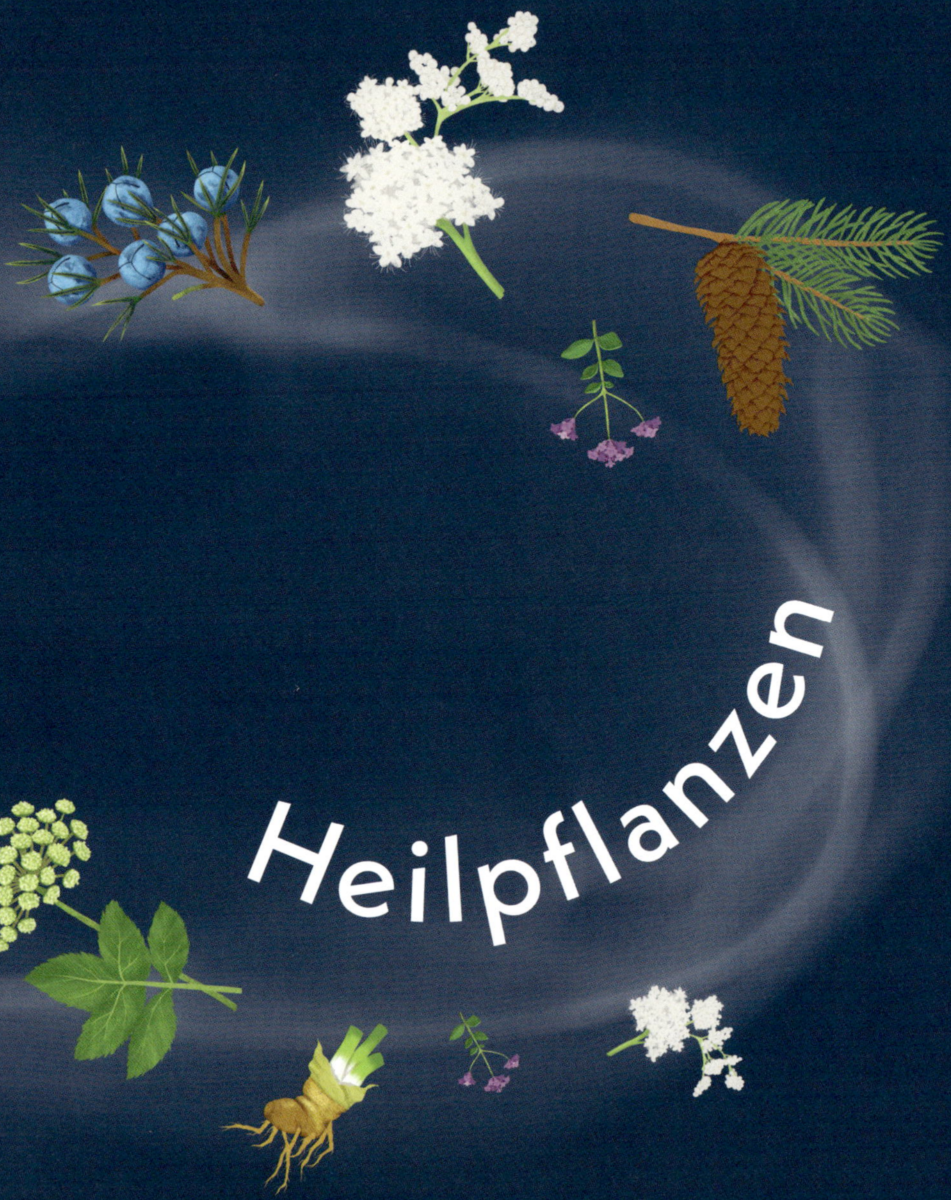

Bei der Verwendung von Heilpflanzen ist wichtig zu verstehen, dass sie anders wirke als konventionelle Medikamente, da sie nicht nur aus einem einzigen Wirkstoff bestehen, sondern sich aus verschiedenen natürlichen Substanzen zusammensetzen, die unterschiedlich auf unseren Köper und Geist wirken. So haben viele Heilpflanzen sogenannte Nebenwirkungen, die meist einen zusätzlichen positiven Effekt beschreiben. So etwa unterstütz Johanniskraut nicht nur die Wundheilung, sondern wirkt auch stimmungsaufhellend. Bei der Zusammenstellung von Räuchermischungen können diese Nebenwirkungen gewisser Heilpflanzen gezielt genutzt werden. So kann mit einem einzigen Räuchermittel oder einem Räucherbündel ganzheitlich für Körper und Geist gesorgt werden.

i

Bitte beachten Sie beim Räuchern, dass die Wirkung von Heilpflanzen nicht bei allen Menschen sofort eintritt. Oft muss die Anwendung über mehrere Tage oder Wochen erfolgen. So können die Selbstheilungskräfte aktiviert werden und die Pflanzen ihre Wirkung im Körper entfalten. Wie bei jeder naturheilkundlichen Anwendung ist zu beachten, dass die Anwendung von Räuchermitteln den Arztbesuch nicht ersetzen kann. Bei stärkeren Beschwerden sollte die Anwendung vorab ärztlich abgesprochen werden.

TIPP • TIPP • TIPP •

Alle in diesem Buch angeführten Heilpflanzen können getrocknet oder auch in Form von Tees, Pulvern, Tinkturen, Frischsäften, Kräuterölen und Kräuterbädern in Reformhäusern, Drogerien oder Reformhäusern gekauft werden. Wenn Sie Ihre Heilpflanzen selbst sammeln wollen, finden Sie einige Tipps auf Seite 124/125.

Inula helenium

Alant

Standort	Duft	Qualität
Wächst im lichten Wald.	Balsamisch, wärmend, mit einem veilchenartigen Duft	Warm und trocken

Organzuordnung	Säftebezug
Lunge, Leber, Magen, Milz	Vertreibt Feuchtigkeit, erwärmt und leitet kaltes Phlegma aus.

TRADITIONELLE NUTZUNG

Der botanische Name *Inula helenium* leitet sich vom griechischen Wort »helios« (Sonne) ab. Und goldgelb wie die Sonne sind die Blüten. Der Sage nach ist die Pflanze eng mit der schönen Helena verbunden, so wird sie im Volksmund auch Helenenkraut genannt, aber auch Altwurz, Darmwurz, Weihrauchwurz, Edelharzwurz, Gottesauge oder Heilwurz.

Seit jeher galt Alant als wichtige Heil- und Gewürzpflanze, aber auch als Zauberkraut. In früheren Zeiten haben die Heilkräfte der Alantwurzel die Menschen gesund über den Winter gebracht. Man nutzte Alant als Tee, Tinktur, Salbe, Wein, Kräuterlikör oder Räuchermittel. Alant muss sehr mild zubereitet werden, da er sonst zu bitter ist und zu Übelkeit führen kann. Kombiniert mit Spitzwegerich, Thymian, Lungenkraut oder Süßholzwurzel ergibt Alantwurzel eine wirksame Hustenteemischung.

In der Küche kann die Alantwurzel als verdauungsförderndes Gewürz beigemengt oder auch für die Herstellung von Kräuterlikören verwendet werden. Die kandierte Wurzel kann genascht oder zum Süßen von Süßspeisen genützt werden. Wer vor dem Essen Alantwurzel kaut, regt den Appetit an, verfeinert den Geschmackssinn und hellt die Stimmung auf. Hildegard von Bingen empfahl Alantwein als hilfreich bei Lungenleiden.

TIPP • TIPP • TIPP •

Alantwurzeltee
1 TL getrocknete und zerkleinerte Alantwurzel mit 150 ml siedendem Wasser übergießen, 8–10 Minuten ziehen lassen und dann abseihen. Länger sollte der Tee keinenfalls ziehen, da der ohnehin schon bittere Tee sonst zu stark schmeckt. Täglich bis zu 3 Tassen trinken, nicht mehr.

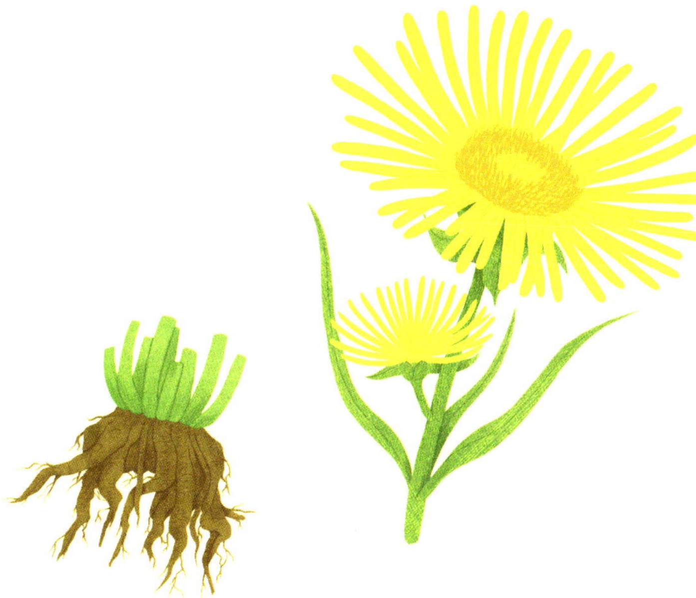

Wirkung auf körperlicher Ebene	Räucherwerk
Lindert Beschwerden im Verdauungsbereich und hilft bei Husten und Bronchitis. Hier wirkt Alant antibakteriell und schleimlösend. **Wirkung auf geistiger und emotionaler Ebene** Wirkt antidepressiv und reinigend. Hilft, Melancholie und Niedergeschlagenheit zu vertreiben und in schwierigen Lebensphasen Entscheidungen zu treffen. Alant gehört zu den Zauberkräutern. In der dunklen Jahreszeit ist eine Schutzräucherung mit Alant besonders wohltuend, weil die Wurzel ihre gespeicherte Sonnenkraft entfaltet, harmonisiert und entspannt. So kann man dem Winterblues wohlriechend zu Leibe rücken.	Verwendet wird die Wurzel der Pflanze, die im späten Herbst oder zeitigen Frühjahr ausgegraben, in Scheiben oder der Länge nach geschnitten und getrocknet wird. Alantwurzeln riechen getrocknet nach Weihrauch mit kampferartigem Beigeschmack. Vor dem Anzünden im Mörser zerkleinern. Alant eignet sich gut zum Mischen mit Salbei, Eisenkraut, Johanniskraut und Holunder.

Arnica montana

Arnika

Standort	Duft	Qualität
Wächst auf mageren Bergwiesen, humosen Waldwiesen, Heiden, ausgetrockneten Mooren und steht unter Naturschutz. Die aus der echten Arnika gezüchtete Sorte »Arbo« ist für den Feldanbau geeignet, sodass die Wildvorkommen bei der Sammlung für medizinische Zwecke geschont werden.	Würzig, erinnert an frischen Heuduft	Warm und trocken

Organzuordnung	Säftebezug
Herz und Lunge	Steigert die Wärme des Blutes

TRADITIONELLE NUTZUNG

Während den antiken Schriftstellern Arnika als Heilpflanze unbekannt war, wurde sie ab dem 18. Jahrhundert bei Beschwerden und Krankheiten eingesetzt. Das Anwendungsspektrum war weit gefächert, neben Blutergüssen und allgemeinen Verletzungen wurden auch Krampfadern, Venenentzündungen, Gicht und Rheuma behandelt.

Die wohl früheste Erwähnung findet sich bei Hildegard von Bingen. Bei der von ihr als »Wolfsgelegena« bezeichneten Pflanze könnte es sich um die Arnika handeln. Hildegard führt diese Pflanze als starkes Aphrodisiakum an:

»Wenn ein Mann oder eine Frau in Liebe erglüht, dann wird, wenn jemand sie oder ihn auf der Haut mit Wolfesgelegena berührt, der Berührte in der Liebe zum anderen verbrennen, und wenn das Kraut vertrocknet ist, dann werden Mann oder Frau durch die Liebesglut fast rasend, so dass sie schließlich unsinnig werden.«

Die Arnika zählt zu den alten Zauberpflanzen, worauf einige volkstümliche Namen wie Donnerwurz, Wolfsbanner oder Johannisblume hindeuten. Als leuchtend gelb blühende Pflanze spielte sie früher im Kult der Sommersonnenwende eine Rolle. Viele dieser heidnischen Bräuche gingen dann ins volkstümliche Brauchtum über. So galten z.B. die am Johannistag, also dem 24. Juni, dem Tag der Sonnenwende, gesammelten Blüten als

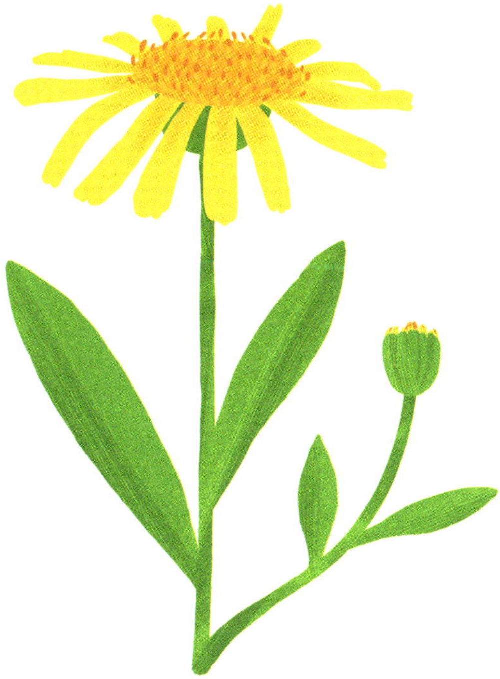

besonders heilkräftig. Am Vorabend des Johannistags steckten Bauern Arnikasträuße an die Ecken ihrer Getreidefelder. Dies sollte den »Bilmesschnitter« davon abhalten, das Getreide zu vernichten. Dieser war ein Korndämon und ging besonders gerne um die Zeit der Sommersonnenwende über die Getreidefelder und legte dort die Halme um. Dieser Aberglaube beruht wahrscheinlich auf guter Beobachtungsgabe, denn auf Arnikapflanzen legt die Arnikafliege *(Trypeta arnica)*, ein Getreidenützling, die Eier ab. In einigen Gegenden zählt Arnika auch zu den Blumen, die in den Strauß der Kräuterweihe an Maria Himmelfahrt, dem 15. August, gehörte. Damit ist Arnika eine der Marienpflanzen. Möglicherweise wurde sie schon in vorchristlicher Zeit der Muttergöttin Freyja (oder Freia) zugeordnet.

Wirkung auf körperlicher Ebene

Entzündungshemmend und antiseptisch. Hilft bei rheumatischen Muskel- und Gelenkbeschwerden.

Wirkung auf geistiger und emotionaler Ebene

Bringt fröhliche, heitere Gedanken, schenkt Balance und innere Ausgeglichenheit. Hilft bei Traumata und seelischen Verletzungen, lässt diese besser verarbeiten. Lindert auch Alpträume, Ängste und Verzweiflung. Gerade wenn man glaubt, dass das Glück einen verlassen hat und die Tage nur grau sind, dann ist es Zeit für eine Arnika-Räucherung.

Räucherwerk

Verwendet werden die ganzen Kräuter, Blüten, Stängel und Blätter. Arnika kann insbesondere mit Harzen benutzt werden.

Valneriana officinalis

Baldrian

Standort	Duft	Qualität
Wächst in halbschattigen, feuchten Laub- und Auwäldern.	Herb-bitter	Warm und trocken

Organzuordnung	Säftebezug
Lunge, Herz	Klärt Hitze.

TRADITIONELLE NUTZUNG

Ab Juni öffnen sich die hellrosa bis weißen Blüten, die stark riechen und einen Nektar absondern, der Insekten und Katzen anlockt. Der Name Baldrian wurde früher mit dem nordischen Gott Baldur in Verbindung gebracht, der für Hilfe und Wohltätigkeit stand. Im Mittelalter galt Baldrian als Allheilmittel. Der botanische Name »Valeriana« kommt von lat. *valere* (= kräftig sein, sich wohl fühlen). Im Volksmund ist die Pflanze als Katzenkraut, Hexenkraut, Wundwurz, Augenwurz und Elfenkraut bekannt.

Hildegard von Bingen beschreibt in ihrem Buch *Physica* die einheimische Arzneipflanze gegen Gicht und Seitenstechen. Darüber hinaus nutzte man Baldrian im Mittelalter zum Beispiel gegen Gelbsucht, Asthma, Husten, Blähungen, Kopfschmerzen, Menstruations- sowie Verdauungsbeschwerden. Im 16. und 17. Jahrhundert wurde er als Pestmittel verwendet. In der Volksmedizin wird er als Wein, Tinktur, Tee und Badezusatz verwendet.

TIPP • TIPP • TIPP •

Kräutermedizin
Baldrian, und besonders die Wurzel dieser Pflanze, ist nicht nur als Räucherwerk beliebt. Auch in der Kräutermedizin kommt Baldrianwurzel häufig zum Einsatz. Etwa als Tinktur bei Kopfschmerzen, Schlaflosigkeit und bei Beschwerden während der Wechseljahre. Baldriantee kann bei Magenkrämpfen und Verdauungsbeschwerden getrunken werden. Ein Beruhigungsbad mit Baldrianwurzel wirkt Wunder bei verspannten Muskeln und hilft beim Einschlafen.

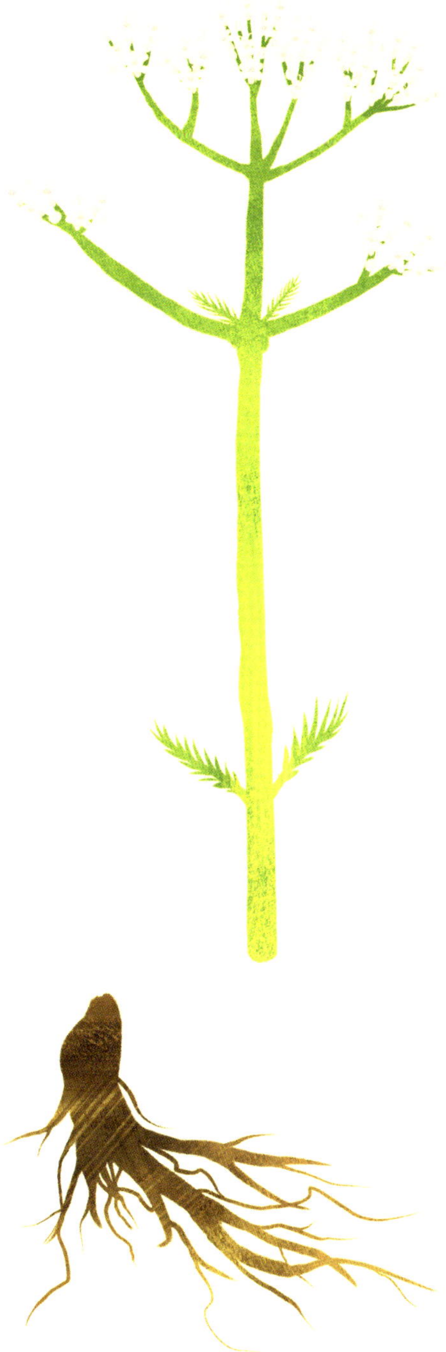

Wirkung auf körperlicher Ebene

Baldrian hat eine beruhigende Wirkung auf das Nervensystem und fördert auf natürliche Weise die Einschlafbereitschaft.

Wirkung auf geistiger und emotionaler Ebene

Entschleunigung von Körper und Seele, wahrt das rechte Maß des Lebenstempos, bei innerer Unruhe und Stress leicht schlaffördernd, nervenberuhigend, lindert Schwermut und Trübsinn.

Räucherwerk

Verwendet wird die Blüte, die man im August erntet. Wer seine Lust fördern will, gräbt im Herbst die Wurzel aus und räuchert sie. Sehr sparsam dosieren, weil sie sonst unangenehm riecht. Baldrian gehört zu den Ritualpflanzen und wird zur Reinigungsräucherung verwendet und eignet sich gut für Mischungen mit Lavendel, Muskatellersalbei, Johanniskraut, Rose und Weihrauch.

Ocimum basilicum

Basilikum

Standort	Duft	Qualität
Wird meist als einjährige Pflanze kultiviert.	Würzig, kräftig, warm und süß	Warm und trocken

Organzuordnung	Säftebezug
Milz, Lunge, Herz	Kühlt überhitzte gelbgallige Säfte.

TRADITIONELLE NUTZUNG

Basilikum stammt ursprünglich aus Indien, wo es bereits vor über 4000 Jahren genutzt wurde. Im 12. Jahrhundert kam es über den vorderen Orient in die Mittelmeerländer und nach Mitteleuropa. Der Name leitet sich aus dem Griechischen ab und bedeutet bei sinngemäßer Übersetzung so viel wie »Königskraut«. Bei uns wird Basilikum Königsbalsam, im Ayurvedischen Tulsi genannt.

Auch die alten Ägypter verwendeten es, das belegen Basilikumkränze, die als Grabbeigaben gefunden wurden. Die Hindus verehren es als heilige Pflanze. Es dient auch als Aphrodisiakum. Hildegard von Bingen berichtet in ihren Schriften von den heilenden Kräften des Basilikums, das bereits im 11. Jahrhundert in deutschen Klostergärten wuchs. In der Volksheilkunde ist die Basiliensalbe – auch »Königliche Salbe« genannt, sie gilt als sehr gute Wundsalbe – beliebt.

DIY • DIY • DIY •

SELBSTGEMACHT

Basiliensalbe
9 Teile Basilikum-Frischsaft, 3 Teile Olivenöl, 3 Teile Bienenwachs und 2 Teile Fichtenharz im Mörser sehr fein zerkleinern. Auf ca. 80 °C erhitzen und gut vermengen. Licht- und luftdicht aufbewahren.

TIPP • TIPP • TIPP •

Basilikum schmeckt nicht nur gut, ...
... sondern hilft auch der Verdauung. Wer Basilikum als Gewürz verwendet, kann damit den Appetit anregen, die Fettverdauung unterstützen und Völlegefühl lindern. Achtung: Basilikum am besten frisch verwenden und nicht erhitzen.

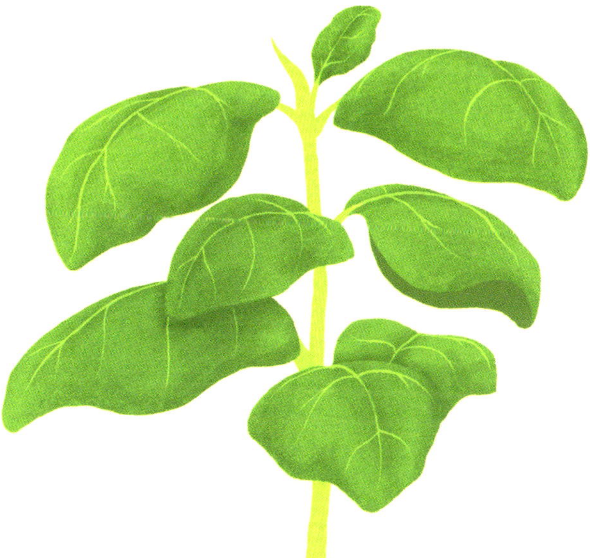

Wirkung auf körperlicher Ebene	Wirkung auf geistiger und emotionaler Ebene	Räucherwerk
Antibakteriell, harntreibend, krampf- und schleimlösend, schmerzstillend. Hilft bei Fieber, Migräne und Menstruationsstörungen.	Hilft bei Überarbeitung und Stress. Wirkt entspannend. Wir finden es in Räuchermischungen, bei denen es um Abwehr, Schutz, Kraft und Selbstvertrauen geht. Harmonie, Entspannung und Aufbau sind weitere Energien, die es uns bieten kann. Wirkt positiv und aufbauend, gedankenklärend, stärkt das Selbstbewusstsein und erschließt ungeahnte Kraftquellen.	Beim Räuchern kann Basilikum vielseitig eingesetzt werden. Es sollte mit Ysop, Zitronengras, Salbei und Majoran zusammen verräuchert werden, um die Wirkung dadurch zu verstärken – und es duftet angenehmer. Nicht bei Kleinkindern und in der Schwangerschaft anwenden.

Artemisia vulgaris

Beifuß

Standort	Duft	Qualität
Wächst an Abhängen, Böschungen, in Kiesgruben und an Bahndämmen.	Erdig-warm, bittersüß	Warm und trocken

Organzuordnung	Säftebezug
Leber, Niere, Milz	Zerteilt, verdünnt und erwärmt zähes, kaltes Phlegma.

TRADITIONELLE NUTZUNG

Diese unscheinbare Pflanze wurde in der Antike als Mutter aller Pflanzen verehrt und galt als kraftvolles Heilmittel und hilfreiches Frauenkraut. Wir können heute kaum mehr nachvollziehen, welche Kräfte unsere Vorfahren im Beifuß erschaut haben. Er wurde als Geschenk der Göttin Artemis verehrt. Die große Muttergöttin und Schutzherrin der Kräuterheilkundigen wurde um Hilfe bei Geburten angerufen. Hebammen, Kräuterfrauen und Ärzte haben diese Pflanze früher wohl oft verwendet. Im Volksmund wird sie auch Gänsekraut, Weiberkraut, Liebeskrautwurzel, Jungfrauenkraut oder Besenkraut genannt. Wanderer legten Beifuß einst in die Schuhe, um müde Füße zu erfrischen. Hildegard von Bingen stellte den Beifuß als Mittel gegen innere Krankheiten und Verdauungsprobleme in den Vordergrund.

Beifuß kann bei Überdosierung unangenehme Nebenerscheinungen hervorrufen, verantwortlich dafür ist Cineol, ein Stoff, der im ätherischen Öl enthalten ist. Er soll auch nicht bei akuten fieberhaften Erkrankungen und bei Bluthochdruck verwendet und in der Schwangerschaft vermieden werden, weil er Wehen auslösen kann. Frauen banden Beifuß früher bei der Geburt um den Schoß, um die Wehen anzuregen. Darum heißt Beifuß auch Schoßwurz. Die entkrampfende Wirkung wird auch bei Regelschmerzen genutzt. Für die Heilanwendung werden die Blätter und Rispen, aber auch die Wurzel – als Tee innerlich und äußerlich – verwendet. Fuß- und Sitzbäder haben erwärmende Qualität. In den Kräuterbüscheln von Mariä Himmelfahrt darf das Kraut nicht fehlen. Weil Beifuß eine besondere Kraftpflanze ist, gelten die Orte, an denen er wächst, als Kraftplätze.

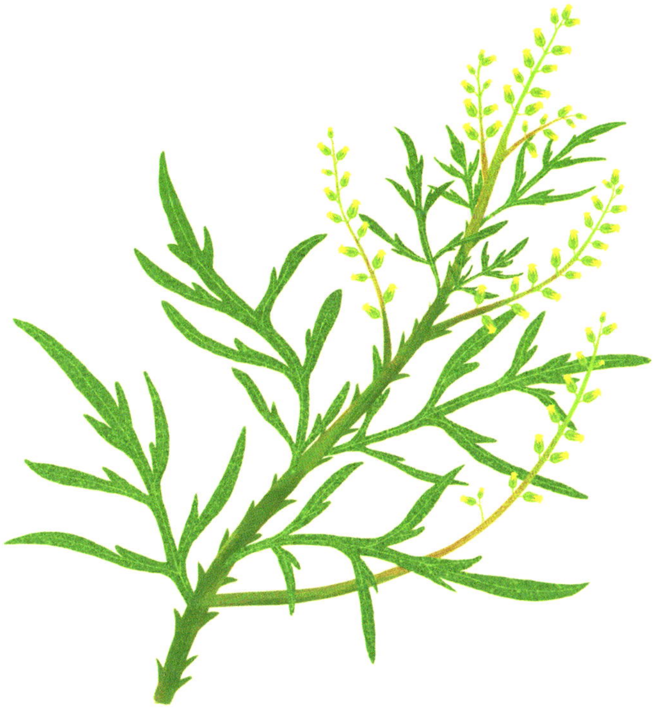

Wirkung auf körperlicher Ebene	Räucherwerk
Vertreibt Kälte. Wirkt krampflösend, schweißtreibend, wehenfördernd (daher Vorsicht in der Schwangerschaft).	Man räuchert das Blatt. Im getrockneten Zustand glimmt die Pflanze als zusammengerollte Kugel auch ohne Kohle. Man muss nur genug Luft zufächern. Beifuß, eine der ältesten Ritualpflanzen, ist ein Meisterkraut, das bei vielen Räuchermischungen verwendet wird. Eignet sich sehr gut für Reinigungs-, Schutz- und Segnungsräucherungen sowie bei Übergangsritualen. Gut zu mischen mit Fichtenharz und Wacholder.
Wirkung auf geistiger und emotionaler Ebene	
Hilft beim Prozess des Loslassens und Trauerns, steigert die Fähigkeit zur Hellsichtigkeit.	

Origanum vulgare

Dost

Standort	Duft	Qualität
Vorkommen an sonnigen Wald- und Heckenrändern	Würzig-warm, holzig, leichte Duftnote	Warm und trocken

Organzuordnung	Säftebezug
Leber, Lunge, Milz, Magen	Trocknet und leitet kalte und überflüssige Feuchtigkeit aus.

TRADITIONELLE NUTZUNG

Vermutlich war der Dost als Heil- und Gewürzpflanze schon bei den alten Griechen bekannt. Der Arzt Pedanios Dioskurides (etwa 40–90 n. Chr.) empfahl, Dost nach giftigen Tierbissen einzunehmen. Die Römer verwendeten Dostarten zur Vertreibung von Ameisen. Hildegard von Bingen schrieb: »Einen Menschen, dem das Phlegma den Kopf verschleimt, der nehme Dostmischpulver ein.«

Dost ist ein echtes Powerpaket unter den Heilpflanzen, denn er enthält drei wichtige Wirkstoffe: ätherische Öle, Bitterstoffe und Gerbstoffe. Neugeborenen wird bis heute noch Dost in die Wiege gelegt. Dieser Brauch beruht auf der Legende, nach der die Jungfrau Maria aus der Pflanze ein Lager für das Jesuskind bereitet haben soll. Im Mittelalter spielte das Heilkraut auch bei Geister- und Teufelsaustreibungen eine Rolle.

TIPP • TIPP • TIPP •

Dost im Garten ...

Im Garten oder am Balkon liebt der Dost einen sonnigen, gut drainierten Platz. Sein wunderbarer Duft erfreut nicht nur uns Menschen, sondern lockt auch Bienen und Schmetterlinge an. So hat er auch einen positiven Einfluss auf die anderen Pflanzen im Garten, da er die Bestäubung fördert.

»Hättest du nicht Dorant und Dosten,
tät' es dich dein Leben kosten.«

Aphorimus aus dem Mittelalter

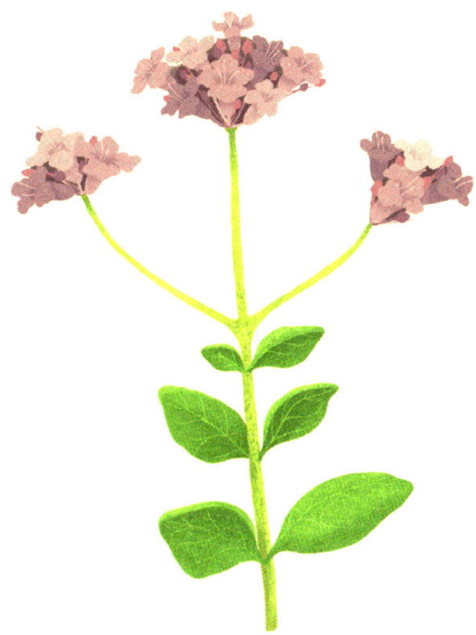

Wirkung auf körperlicher Ebene	**Wirkung auf geistiger und emotionaler Ebene**	**Räucherwerk**
Wirkt antibakteriell, desinfizierend, durchblutungsfördernd und schmerzstillend im Magen-Darm-Bereich; schleimlösend und auswurffördernd bei hartnäckigem Husten.	Ausgleichend und harmonisierend, stark reinigend, beruhigt Nerven, hilft bei Schlaflosigkeit. Der würzige Duft hellt die Stimmung auf, stimmt freudig.	Zum Räuchern werden die Blätter und Blüten verwendet. Der Dost eignet sich hervorragend für Räuchermischungen mit Lavendel, Kamille, Zypresse, Zeder, Weihrauch.

Verbena officinalis

Eisenkraut

Standort		Duft	Qualität
Wächst auf sandigen, steinigen und mageren Böden, an Mauern und Wegrändern.		Herb, würzig	Warm und trocken
Organzuordnung		**Säftebezug**	
Leber, Niere, Lunge, Magen		Aktiviert und fördert das Sanguis-Prinzip.	

TRADITIONELLE NUTZUNG

Schon im alten Ägypten, in Persien und im Römischen Reich kannte man Eisenkraut als Heilpflanze. Die keltischen Druiden nutzten das Kraut für Zauberrituale und Weissagungen. Ein mit Eisenkraut gefülltes Amulett, das man einst am Körper trug oder über das Bett hängte, sollte die Schlafenden vor Alpträumen schützen. Im Mittelalter empfahlen Hildegard von Bingen und der Mönch Odo Magdunensis Eisenkraut bei faulenden Wunden, Geschwüren sowie bei Entzündungen im Mund- und Rachenraum.

Eisenkraut ist das Kraut der Kräuter und kann sich vieler Heilkräfte rühmen. Deshalb verdient es auch, in die Hausapotheke aufgenommen zu werden.

TIPP • TIPP • TIPP •

Eisenkraut bei Wechseljahresbeschwerden

Da Eisenkraut feuchte Hitze (ein Begriff aus der Traditionellen Chinesischen Medizin) ausleitet, hilft es bei Hitzewallungen und Schweißausbrüchen. Für den Tee 1 TL Eisenkraut mit 250 ml siedendem Wasser übergießen, mit frischer Melisse verfeinern, 5 Minuten ziehen lassen und dann abseihen. 2–3 Tassen Tee über den Tag verteilt trinken.

»Mit Eisenkraut und Dill
bricht der Hexen
böser Will'.«

*Michael Drayton,
engl. Dichter (1563–1631)*

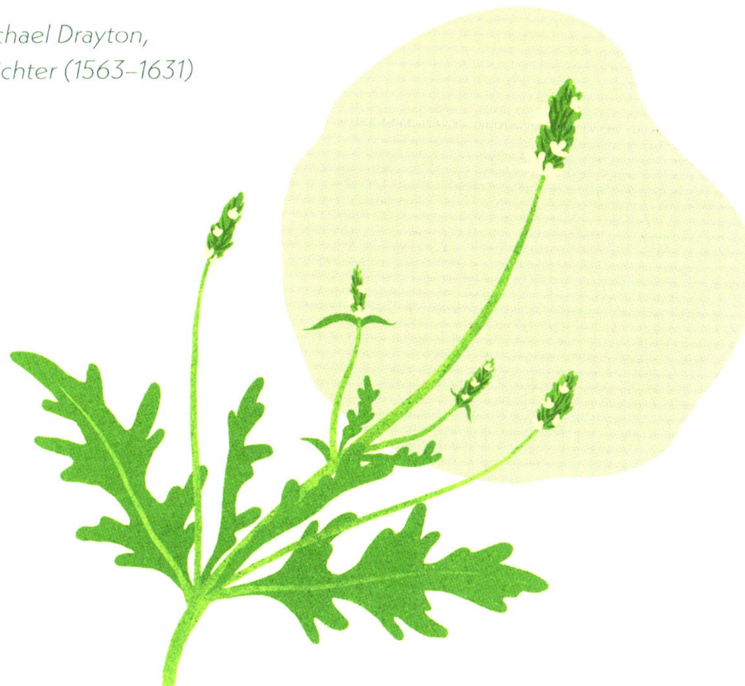

Wirkung auf körperlicher Ebene	**Wirkung auf geistiger und emotionaler Ebene**	**Räucherwerk**
Leitet feuchte Hitze aus, ist schleimlösend, entzündungshemmend, antibakteriell, verbessert die Blutqualität; hilft bei Schlafstörungen und Magenübersäuerung.	Bringt uns bei Erschöpfung und Müdigkeit wieder neuen Schwung, richtet uns innerlich auf, stärkt neue Prozesse, fördert diplomatisches Geschick, unterstützt die Abwehrkräfte.	Man räuchert das ganze Kraut samt Blüte. Das Eisenkraut hat keinen starken Eigengeruch und kann mit Kopal, Fichte, Weihrauch etc. – je nach Thema – gut gemischt werden.

Angelica archangelica

Engelwurz

Standort	Duft	Qualität
Gedeiht auf Gebirgswiesen, Almen oder wird im Garten angebaut.	Schwer, erdig-warm, leicht scharf	Warm und trocken

Organzuordnung	Säftebezug
Lunge, Milz, Dickdarm	Vertreibt Kälte, fördert die Sanguis-Bildung, klärt schlechte Feuchtigkeit.

TRADITIONELLE NUTZUNG

Die Engelwurz oder Angelikawurzel, auch Brustwurzn genannt, ist eine besonders wertvolle Heilpflanze aus dem Medizinschatz unserer nordischen Vorfahren. Erst ab Mitte des 14. Jahrhunderts wurde die Engelwurz in Mitteleuropa als Mittel gegen die Pest bekannt. Den Saft der Pflanze lobte der Arzt Paracelsus als »höchste Arznei« gegen innere Infektionen. Das würzige, aromatische Öl der Angelika wurde zum Bestandteil verschiedener Kräuterbitter und -liköre diverser Klöster. Wer einmal ein Stückchen Engelwurz gekaut hat, weiß, dass sie bitter und brennend scharf schmeckt. Ihre Bitterstoffe helfen der Verdauung auf die Sprünge. Heute wird ihre antiseptische und abwehrsteigernde wie auswurffördernde Kraft geschätzt. Wer ein Stückchen Wurzel kaut, kann in der Zeit grippaler Infekte seine Abwehrkräfte gegen Ansteckung stärken.

TIPP • TIPP • TIPP •

Engelwurztinktur
Bei Verdauungsbeschwerden wirkt eine Engelwurz-Tinktur entblähend, krampflösend und verdauungsfördernd. So eine Tinktur können Sie mit 30 g frischer Engelwurzwurzel (oder 15 g getrockneter) und 100 ml Ethanol (40 Vol.-%) leicht selbst herstellen. Die Wurzel gründlich säubern, klein schneiden und in einem Mörser zu einem Brei verarbeiten. Mit dem Alkohol in ein verschließbares Schraubglas füllen und 2 Wochen ziehen lassen. Dann durch ein Tuch abfiltern. Zur Anwendung dreimal täglich 15–20 Tropfen einnehmen.

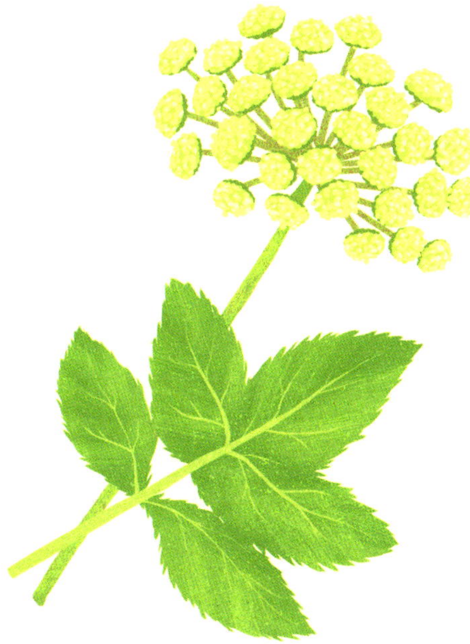

Wirkung auf körperlicher Ebene	Räucherwerk
Regt die Magensäfte an und wirkt beruhigend auf die Darmmuskulatur, wird daher bei Appetitlosigkeit eingesetzt.	Zum Räuchern verwendet man die zerkleinerten Wurzeln, Blüten oder Samen. Die Engelwurz eignet sich für Mischungen mit Thymian, Salbei, Lavendel und Weihrauch. Der Duft der getrockneten Wurzel ist sehr schwer und sollte nur in Mischungen geräuchert werden. Wird gerne für Schutzräucherung von neuen Wohnungen und zur energetischen Reinigung alter Häuser verwendet.
Wirkung auf geistiger und emotionaler Ebene	
Durch ihre »aufrichtige Ausstrahlung« kann uns die Engelwurz viel Kraft, Mut und Weisheit schenken. Sie stärkt auch die Nerven. Hilft, bei Ängsten wieder zu vertrauen und das innere Licht zu finden. Die Wurzel als Amulett getragen oder ein Blütensträußchen der Engelwurz sollen helfen, das Lampenfieber bei Prüfungen zu überwinden.	

Foeniculum vulgare

Fenchel

Standort	Duft	Qualität
Wächst in Gärten auf kalkhaltigen Schuttböden.	Fruchtig, frisch, anisartig	Warm und trocken

Organzuordnung	Säftebezug
Leber, Niere, Milz, Magen	Leitet zähen, kalten Schleim aus.

TRADITIONELLE NUTZUNG

Die olympischen Kämpfer im antiken Griechenland aßen Fenchel, der ihnen Kraft und Mut verleihen sollte. Die Klostermedizin empfahl den Fenchel als Mittel gegen Augenleiden und Blähungen. Hildegard von Bingen setzte Fenchel auch gegen Husten, bei Magen- und Darmproblemen ein. Pfarrer Sebastian Kneipp empfahl Fenchel-Augenbäder zur Stärkung der Sehkraft. Dazu ein Leinentuch in Kräutertee tauchen und auf die Augen legen.

TIPP • TIPP • TIPP •

Fenchelhonig

Fenchel ist ein Naturheilmittel, das selbst für die Allerkleinsten geeignet ist und bei Blähungen und Erkältungen helfen kann. Gerade bei Husten kann selbstgemachter Fenchelhonig helfen – darüber hinaus schmeckt er verlockend würzig-süß. Für ein großes Glas Fenchelhonig 30 g Süßfenchelsamen in einem Mörser zerstoßen und dann mit 500 g flüssigem Honig bedecken. Das Glas fest verschließen und den Honig mindestens 3 Tage ziehen lassen. Am zweiten Tage das Glas auf den Kopf stellen und am dritten Tag wieder umdrehen. Am vierten Tagen den Honig durch ein feines Sieb in ein sauberes Glas abseihen. Bei Bedarf kann bei Kindern unter 6 Jahren 1 TL angewendet werden. Für ältere Kinder und Erwachsene 2 TL.

»Man kann einen Kaffeelöffel zerstoßenen Fenchel in einem Viertelliter Wasser sieden, abseihen, den Lappen eintauchen und ganz nass auflegen; es soll die Flüssigkeit auch ins Auge kommen.«

Sebastian Kneipp

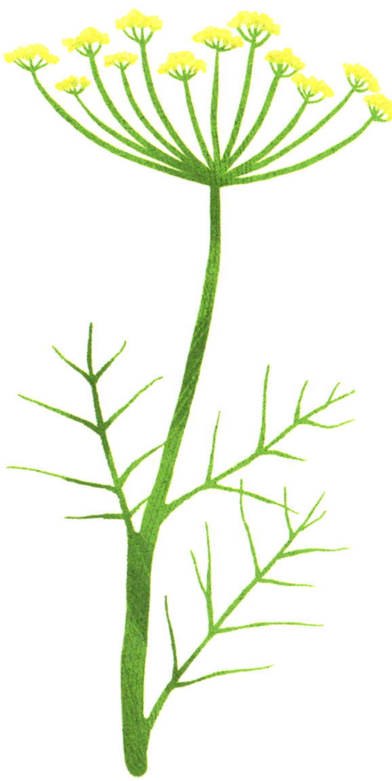

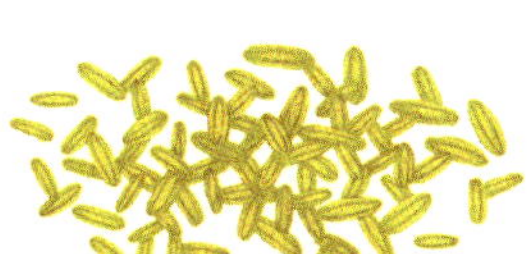

Wirkung auf körperlicher Ebene

Magenstärkend und blähungswidrig vor allem bei Säuglingen. Krampflösend, entschlackend, entgiftend und schleimlösend; fördert die Milchbildung.

Wirkung auf geistiger und emotionaler Ebene

Führt zu innerer Stabilität bei strapazierten Nerven, wirkt entspannend, beruhigend, ausgleichend und stärkend. Gibt Wärme und Geborgenheit. Hilft bei gefühlsbedingten Problemen, die sich auf das Verdauungssystem auswirken.

Räucherwerk

Zum Räuchern werden die Samen verwendet, weil in ihnen die meiste Kraft steckt. Den Samen zum Räuchern mörsern, gut zerkleinern. Fenchel lässt sich mit seinem anisartigen Duft gut in erfrischende, ausgleichende Mischungen einbauen; zum Beispiel mit Eukalyptus, Kresse, Damiana, Weihrauch kombinieren.

Picea abies

Fichte

Standort	Duft	Qualität
Gedeiht auf ausreichend feuchten Böden.	Kräftiger Waldduft	Warm und trocken

Organzuordnung	Säftebezug
Nieren, Blase, Lunge	Löst und leitet zähen Schleim aus.

TRADITIONELLE NUTZUNG

Die Fichte gehört zu der Familie der Kieferngewächse (Pinaceae), die je nach Art eine Wuchshöhe von bis zu 60 Metern erreichen können. In Europa ist die »Gewöhnliche Fichte« *(Picea excelsa)* verbreitet. Aufgrund ihrer schuppigen, rotbraunen Rinde wird sie fälschlicherweise auch häufig »Rottanne« genannt. Sie liefert Bauholz, dient als Maibaum und ist vielgeschätzter Weihnachtsbaum.

Der Name »Fichte« kommt vermutlich vom althochdeutschen Wort »viehte« bzw. »fiuhta«, was übersetzt »Nadeln« heißt. Junge Sprossen der Fichte wurden früher oft, in Honig eingelegt, als Fichtenhonig bei Bronchitis, Husten und Erkältungskrankheiten verabreicht.

TIPP • TIPP • TIPP •

Fichtenhonig

1 Teil Apfelessig, 3 Teile Honig, ½–1 Teil zerkleinerte Fichtensprossen. Den Honig mit dem Essig in einem Glas verrühren, bis sich der Honig auflöst. Die Sprossen dazugeben, verschließen und 4–6 Wochen ziehen lassen. Dabei regelmäßig schütteln, damit sich die Inhaltsstoffe lösen. Dann durch einen Kaffeefilter abseihen und in einer dunklen Flasche aufbewahren. Bei Bedarf 3 EL pro Tag pur oder leicht verdünnt in lauwarmem Wasser einnehmen.

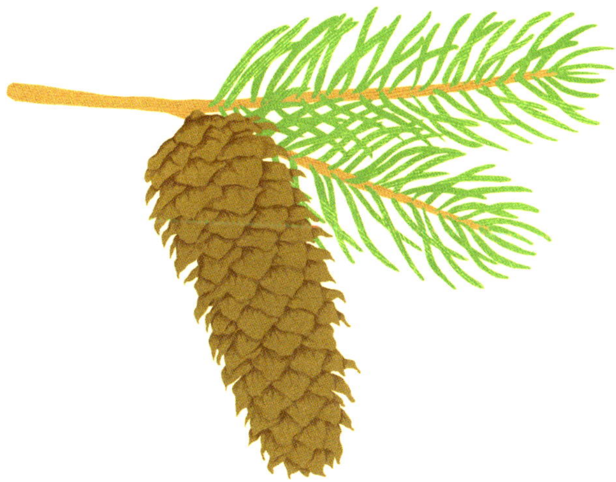

<table>
<tr><th>Wirkung auf körperlicher Ebene</th><th>Räucherwerk</th></tr>
<tr><td>Reinigt, desinfiziert, hilft bei Gelenks- und Muskelschmerzen, weil sie entzündungshemmend und durchblutungsfördernd ist. Räucherung tut allen Hustenden und Bronchitis-Kranken gut.</td><td rowspan="3">Man räuchert das Harz. Gut zu mischen mit Beifuß, Eisenkraut, Melisse, Johanniskraut, Salbei und Schafgarbe. Das Harz der Fichte wird auch als Waldweihrauch oder »Weihrauch der armen Leute« bezeichnet. Räucherungen mit Fichtenharz wurden in Erkältungszeiten, zur Behandlung von Ausschlägen und bei Rheuma empfohlen. Fichtenharz wirkt keimtötend und desinfiziert so die Raumluft.
Eine Fichtenharzräucherung ist sinnvoll zum Reinigen, bevor wir ein neues Haus oder eine neue Wohnung beziehen, aber auch, um Altes »auszutreiben«, um Platz für Neues zu schaffen. Der Rauch gibt Schutz und hilft, innere Ruhe zu finden. Fichtenharz-Räucherungen in stressigen Zeiten erden den Menschen, schenken neuen Mut, Kraft und Selbstvertrauen. Konzentriert kann man auf das Wesentliche blicken.</td></tr>
<tr><td>Wirkung auf geistiger und emotionaler Ebene</td></tr>
<tr><td>Öffnet und klärt den Geist, erweitert den Herz- und Brustraum, verwandelt Melancholie in Freude.</td></tr>
</table>

Sambucus nigra

Holunder

Standort	Duft	Qualität
Wächst an Waldrändern, Lichtungen und in Hecken.	Warm, süß, würzig, blumig	Warm und trocken

Organzuordnung	Säftebezug
Lunge, Blase, Niere	Leitet übermäßigen Schleim und Feuchtigkeit aus.

TRADITIONELLE NUTZUNG

Der Holunder zählt auch heute noch zu den bekanntesten Volksheilmitteln. Bei den Kelten und Germanen galt er als heiliger Baum. Man glaubte, dass in ihm die guten Hausgeister wohnen, die Hof und Bewohner:innen vor Schaden bewahren. Darum pflanzte man gerne einen »Hollerbuschen« in die Nähe des Hauses.

Fast alle Teile des Holunders können zu Heilzwecken vielfältig verwendet werden. Man kann die Blüten im Juni sammeln, die Beeren im August und September. Die Blüten haben eine stark schweißtreibende Wirkung. Ein heißer Blütentee empfiehlt sich daher bei allen Erkältungskrankheiten. Der Fliedertee, wie der Holunderblütentee auch genannt wird, regt außerdem den Stoffwechsel an und ist ein beruhigendes, schmerzlinderndes Mittel bei Kopfschmerzen.

Aus den Blüten kann man Sirup erzeugen, es lässt sich daraus aber auch ein mildes Gesichtswasser zubereiten. Die Beeren sind wertvolle Vitaminspender und werden zu Saft, Mus, Wein und Marmelade verarbeitet. Frisch gegessen verursachen sie Brechreiz und Übelkeit – daher immer kochen! Die Rinde und die Wurzel des Holunders wirken stark harntreibend und abführend.

TIPP • TIPP • TIPP •

Holunder in der Küche

Als Spezialität in der Küche gelten gebackene Holunderblüten. Die vorsichtig gewaschenen und abgetropften Holunderblüten werden in Backteig getaucht und in Schweineschmalz oder Butter frittiert.

**»Rinde, Beere, Blatt und Blüte,
jeder Teil ist Kraft und Güte,
jeder segensvoll.«**

Alte Weisheit zur Heilpflanze Holunder

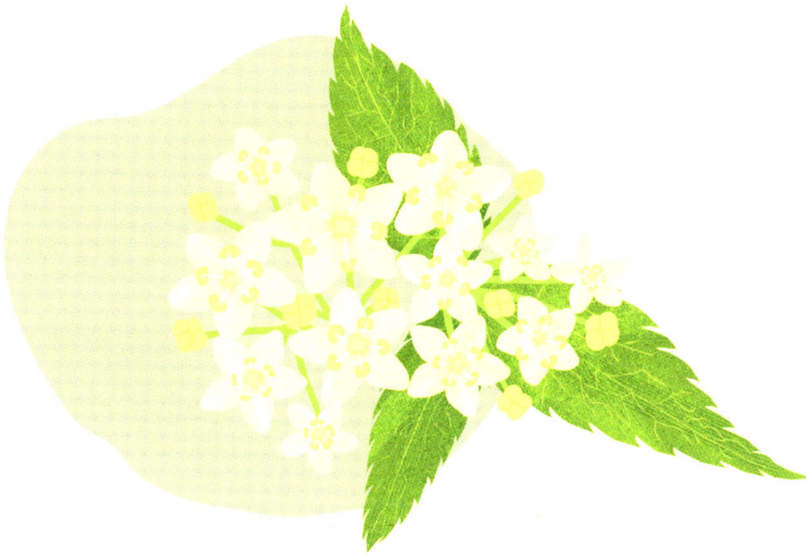

Wirkung auf körperlicher Ebene	Wirkung auf geistiger und emotionaler Ebene	Räucherwerk
Entzündungshemmend; steigert die Abwehrkräfte.	Holunder steht für Heilung und Schutz, bringt Freude und weckt die Lebensgeister.	Zum Räuchern verwenden wir die im Frühjahr geernteten Blüten. Zum Mischen eignet sich der Holunder mit Fichtenharz, Wacholder.

Humulus lupulus

Hopfen

Standort	Duft	Qualität
Die Wildform des Echten Hopfens wächst bevorzugt an stickstoffreichen Standorten mit höherer Bodenfeuchte, zum Beispiel in Auwäldern, aber auch an Waldrändern und in Gebüschen auf trockeneren Flächen.	Süßlich-krautig	Warm und trocken

Organzuordnung	Säftebezug
Blase, Niere, Magen, Herz, Leber	Leitet verbrannte melancholische Feuchtigkeit aus.

TRADITIONELLE NUTZUNG

Schriften über die Verwendung des Hopfens finden sich erst im 8. Jahrhundert. Hildegard von Bingen hat erstmals den Gebrauch als Bierkonservierungsmittel und seine Wirkung auf das Gemüt beschrieben.

Hopfen dient auch in vielen alten Bibliotheken als Schutz vor Feuchtigkeit und Ungeziefer. Man legt Hopfendolden hinter den Büchern aus. Sie regulieren die Luftfeuchtigkeit, und ihre ätherischen Öle halten Insekten fern. Die Dolden müssen alle paar Jahre ausgewechselt werden. Mönche haben mit Hopfen ihren Sexualtrieb verringert. Darum fingen sie wohl auch an, ihr Bier zu brauen und mit Hopfen haltbar zu machen.

Hopfen wird selten allein gebraucht, sondern meist in Mischungen mit anderen Heilpflanzen. Die bekannteste Zubereitungsart sind Teemischungen. Auch Kräuterkissen zur Beruhigung und Schlafförderung sind oft mit Hopfen versehen.

TIPP • TIPP • TIPP •

Hopfentee für innere Balance

1–2 TL Hopfenzapfen mit 250 ml siedendem Wasser übergießen, 10 Minuten ziehen lassen und dann abseihen. Täglich 1–3 Tassen trinken.

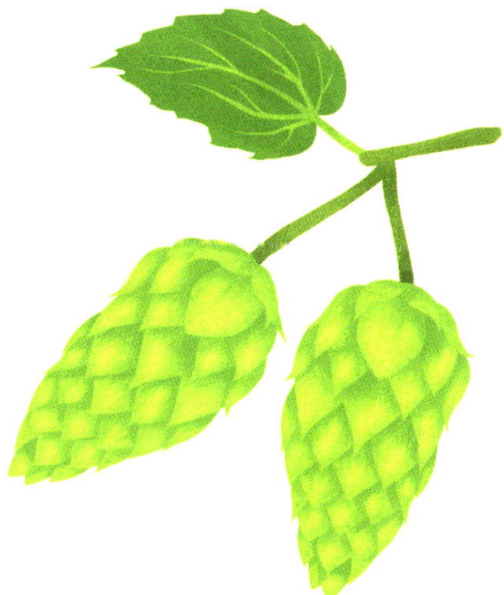

<table>
<tr><th>Wirkung auf körperlicher Ebene</th><th>Räucherwerk</th></tr>
<tr><td>Hopfen kann den Appetit anregen, hilft bei Nervosität und Einschlafstörungen. Eine östrogene Wirkung des Hopfens geht hauptsächlich auf den Gehalt an Hopein zurück.</td><td rowspan="3">Die Wirkung der Drüsen ist stärker als die der Blüten. Hopfendrüsen haben einen fein-würzigen, baldrianähnlichen Rauch. Sie sind besser nur in geringen Mengen zu verwenden und auf dem Räuchersieb, da sie auf Räucherkohle schnell verbrennen. Die Räucherung beruhigt unsere Nerven und dadurch erhalten wir unseren wohlverdienten Schlaf. Man sollte immer dann eine Hopfen-Räucherung vornehmen, wenn der Körper nur noch in Stress und Hektik lebt und dadurch der Geist nicht mehr abschalten kann. Auch bei Streitereien zwischen Partner:innen leistet eine Hopfen-Räucherung gute Dienste.</td></tr>
<tr><th>Wirkung auf geistiger und emotionaler Ebene</th></tr>
<tr><td>Hilft bei Erregungszuständen und innerer Unruhe, gibt in mutlosen Lebensphasen wieder Kraft für einen Neubeginn. Der Hopfen gilt als engster Verwandter des Hanfs, obwohl man bisher keine psychoaktiven Inhaltsstoffe gefunden hat.</td></tr>
</table>

Iris germanica

Iriswurzel

Standort	Duft	Qualität
Die Iris-Arten werden wegen ihrer schönen und auffälligen Blüten als Zierpflanzen geschätzt. Schwertlilien sind trotz ihres Namens nur entfernt mit Lilien verwandt.	Warm, balsamisch, veilchenartig-blumig	Kühl

Organzuordnung	Säftebezug
Milz, Magen, Leber, Dickdarm, Lunge	Leitet grobe feucht-warme Humores aus.

TRADITIONELLE NUTZUNG

Die Iriswurzel gehört in Griechenland zu den ersten Frühlingsblühern. Ihr wohlriechender Wurzelstock wurde schon früh zu Räucherungen, für Öle, Salben und Parfums verwendet.

In der Antike wurde auch Wein mit Iriswurzel parfümiert. Die griechische Göttin Iris begleitete die Sterbenden entlang des Regenbogens ins Land des ewigen Friedens, darum wurde in der Antike der Räucherduft der Iris verwendet, um Sterbenden den Weg zu erleichtern.

TIPP • TIPP • TIPP •

Iris als Heilmittel und im Garten

Die Wurzel der Iris oder auch Schwertlilie ist ein altes Heilmittel. Als Räuchermittel ist die Iriswurzel hervorragend geeignet. Will man die Wurzel allerdings etwa bei Zahungsbeschwerden anwenden, empfiehlt es sich, Fertigpräparate aus dem Handel (Apotheke oder Reformhaus) zu nutzen.

Als Schmuckpflanze ist die Iris eine schöne Ergänzung in jedem Garten. Die Pflanze mag einen Standort an der Sonne mit gelegentlichem Schatten und gedeiht auch in Böden, die für andere Pflanzen zu karg sind. Nur nasse Böden sind ungeeignet. Wichtig ist auch, dass die Wurzelknollen nicht zu tief in der Erde sitzen.

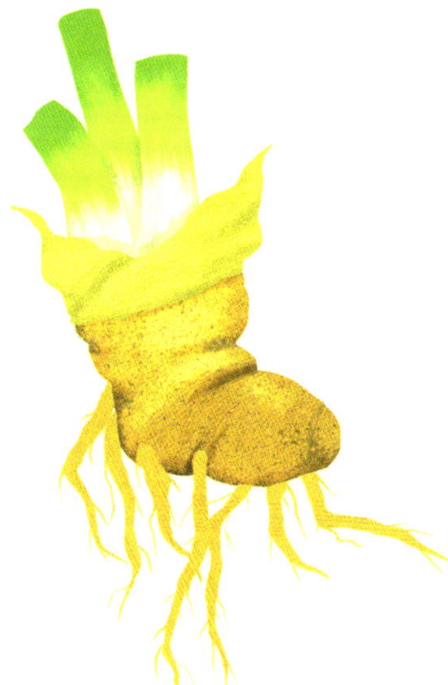

Wirkung auf körperlicher Ebene	Wirkung auf geistiger und emotionaler Ebene
Reinigend, aphrodisierend, schmerzlindernd, zur Behandlung von Zahnungsbeschwerden bei Säuglingen und Kleinkindern.	Harmonisiert, löst Blockaden, heilt seelische Wunden und stärkt die Intuition sowie die Liebe.

Räucherwerk

Verwendet wird das geschälte, von den Wurzeln und der Korkschicht befreite Rhizom der Schwertlilie. Die Rhizome besitzen im rohen Zustand einen widerlichen Krautgeruch und einen scharfen, bitteren Geschmack. Sie werden zur Gewinnung des Duftstoffes im dritten Jahr aus der Erde genommen. Nach der Ernte werden die Wurzeln vorsichtig geschält und einem vier bis sechs Jahre währenden Trockenprozess unterzogen. Ganz allmählich entwickelt sich der liebliche Veilchenduft, weshalb das Irisrhizom auch Veilchenwurzel genannt wird. Ebenso verliert sich der scharf bittere Geschmack. Iriswurzel kann gut allein verräuchert werden. Vor der Anwendung im Mörser zerkleinern. Der Rauch von Iris unterstützt Sensibilität und Feingefühl, mildert seelische Spannungen und wirkt ganz allgemein harmonisierend. Iriswurzel ist eine klassische Zutat für Liebeszauber, zum Beispiel mit Rosenblüten oder Weihrauch.

Hypericum perforatum

Johanniskraut

Standort	Duft	Qualität
Gedeiht an Weg- und Waldrändern, sonnigen Stellen im Garten.	Fein, würzig-warm	Warm und trocken

Organzuordnung	Säftebezug
Leber, Niere, Herz	Leitet Schwarzgalle aus, verbessert die Blutqualität.

TRADITIONELLE NUTZUNG

Das Johanniskraut ist eine sehr wertvolle Heil- und Arzneipflanze, die seit grauer Vorzeit in Verwendung ist. Auch in der modernen Phytotherapie hat sie ihren festen Platz. Der Name bezieht sich auf die Blühzeit der Pflanze um den Johannistag (24. Juni), an dem die Blüten am besten geerntet werden. Werden die Blütenblätter zerrieben, tritt ein blutroter Saft aus. Er soll das vergossene Blut Christi symbolisieren.

Das Johanniskraut speichert die Sommersonnenkraft und wird daher wegen seiner erhellenden Wirkung auf die Seele geschätzt. Es ist die Königin unter den Sonnenkräutern wie etwa Ringelblume, Beifuß und Kamille. Seine goldgelben, fünfstrahligen Blüten leuchten wie kleine Sonnenräder und die vielen Staubblätter strahlen wie Funken. Die Blätter sehen – gegen die Sonne gehalten – aus, als wären sie mit Nadeln durchstochen.

Das Johanniskraut hat die Kräfte des Lichtes aufgenommen und kann es an traurige, depressive und erschöpfte Seelen abgeben und sie wieder »aufhellen«. Man bereitet Tee, Tinktur oder Ölauszug aus der Pflanze. Der rote Farbstoff des Pflanzenöls, das Hypericin, regt den Zellstoffwechsel an und gibt neue Energie.

TIPP • TIPP • TIPP •

Vorsicht
Johanniskraut macht lichtempfindlich, daher direkte Sonneneinstrahlung in der Zeit der Verwendung vermeiden!

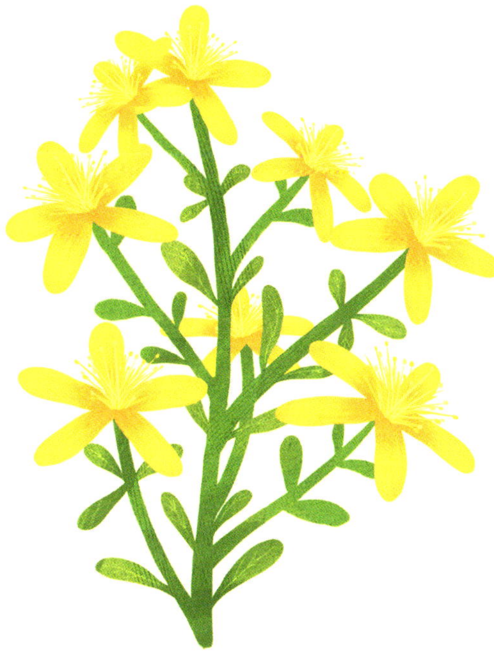

Wirkung auf körperlicher Ebene	Wirkung auf geistiger und emotionaler Ebene	Räucherwerk
Johanniskraut hat eine allgemein kräftigende, krampflösende und entzündungshemmende Wirkung und kann bei Verletzungen und Schmerzen in nervenreichem Gewebe genutzt werden.	Harmonisierend, angstlösend, baut Spannungen ab, gegen seelische Verstimmung und leichte Depression. Geräuchert klärt Johanniskraut Räume mit hoher elektromagnetischer Belastung.	Zum Räuchern verwenden wir die Blüten, die von Juni bis August geerntet werden. Da die Blüten nur einen sehr zarten Duft entwickeln, kann die Pflanze mit Angelikawurzel, Königskerze und Fichtenharz gemischt werden.

Matricaria chamomilla

Kamille

Standort	Duft	Qualität
Gedeiht auf sonnigen, durchlässigen und sandigen Böden, ursprünglich aus Süd- und Osteuropa, heute in ganz Europa, Nordamerika, Asien und Australien beheimatet.	Krautig-warm und süß	Warm

Organzuordnung	Säftebezug
Magen, Herz, Dickdarm	Wärmeregulierend und vermindert Feuchtigkeit.

TRADITIONELLE NUTZUNG

Die Kamille wurde sowohl von den Ägyptern als auch von den nordischen Völkern dem jeweiligen Sonnengott (Ra bzw. Baldur) gewidmet, wobei es sich in Ägypten wahrscheinlich nicht um die Echte Kamille, sondern um die Römische Kamille gehandelt haben dürfte. Aus Kamille werden vorwiegend Tees zubereitet, sie eignet sich aber auch zur Herstellung von Tinkturen oder als Badezusatz.

Freundliche Worte fand Sebastian Kneipp für die Kamille, denn das kleine unscheinbare Pflänzchen wirkt vielseitig und umfangreich. Oder wie Kneipp es seinerzeit ausdrückte:

»Kamillentee hilft gegen Grimmen.«

TIPP • TIPP • TIPP •

Eistee mit Kamille

Um die Heilwirkung von Kamillentee auch an heißen Sommertagen zu genießen, können Sie ganz einfach einen Eistee mit Kamille anstatt des üblichen Schwarztees zubereiten – so ist der Eistee auch für Kinder gut geeignet.

Dafür 50 g (ca. 5 EL) getrocknete Kamillenblüten mit 1 l siedendem Wasser übergießen, 8 Minuten ziehen lassen und dann abseihen. Den Tee vollständig abkühlen lassen, zum Beispiel über Nacht im Kühlschrank. Dann den Saft einer Zitronen einrühren und wenn gewünscht mit etwas Honig süßen. Zu Verfeinerung können Sie noch etwa 100 g gefrorene Beeren, etwas frische Minze und einige Eiswürfel einrühren.

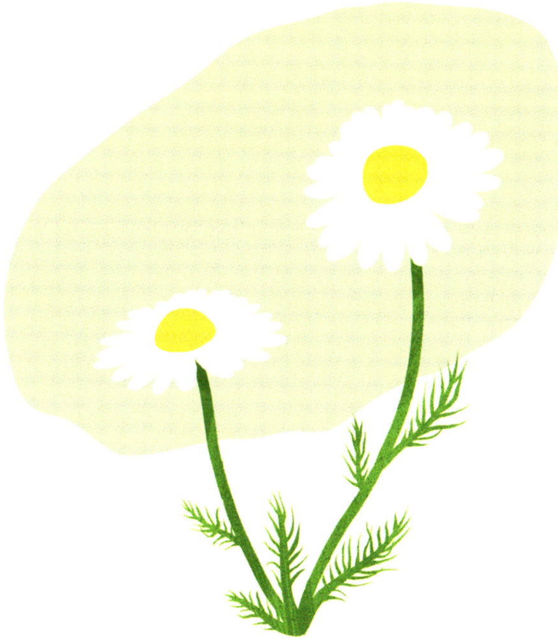

Wirkung auf körperlicher Ebene	
Die Kamille gilt als antibakteriell, austrocknend, beruhigend, blutreinigend, harntreibend, krampflösend, menstruationsfördernd, milchbildend, schmerzlindernd, schweißtreibend und tonisierend. Ihre Anwendung ist sehr vielseitig und reicht von Asthma, Augenleiden, Blähungen, Druchfall und Entzündungen bis Nebenhöhlenerkrankungen und Zahnbeschwerden.	
Wirkung auf geistiger und emotionaler Ebene	**Räucherwerk**
Die Kamille wirkt durch ihre zahlreichen Inhaltsstoffe – unter anderen Bitterstoffe, Flavonoide und Gerbsäure – zur Beruhigung bei Depressionen oder Schlafstörungen.	Verwendet wird die Blüte oder das ganze Kraut. Eignet sich sehr gut in Kombination mit Lavendel, Schafgarbe, Baldrian und Rose.

Pinus sylvestris

Kiefer

Standort	Duft	Qualität
Gedeiht auf trockenen Böden. Die Waldkiefer wird auch Föhre, Forle oder Forche genannt. Weltweit sind etwa 100 Kiefernarten bekannt. Sie kommen in beinahe allen Teilen Europas und Asiens vor, überschreiten im Norden den Polarkreis, erreichen im Süden die Steppengebiete und finden sich im Gebirge in Höhenlagen bis zu 1800 Metern.	Harzig-waldig mit einer warmen, balsamischen Note	Warm und trocken

Organzuordnung	Säftebezug
Lunge, Niere und Blase	Löst und leitet zähen Schleim aus.

TRADITIONELLE NUTZUNG

Im Volksmund wurde die Kiefer auch als Feuerbaum oder Fackelbaum bezeichnet, denn das Holz brennt lichterloh. Die Kiefer steht als immergrüner Baum für die ewig währende Kraft des Lebens. Bereits die alten Ägypter benutzten Kiefernnadelöl zum Einbalsamieren der Toten. Hippokrates verwendete das Öl für äußerliche Behandlungen von Geschwüren. Während beim Räuchern vor allem das Harz, das Holz und die Rinde der Kiefer verwendet wird, können auch die Kiefernnadeln angewendet werden. Etwa als Tee bei Husten, um den Abtransport des Schleims zu fördern, oder in einem warmen Wannenbad bei leichten Muskel- und Gelenkbeschwerden.

TIPP • TIPP • TIPP •

Kiefernnadeltee
Etwa 15 g (ca. 3 EL) gründlich gewaschene und geschnittene Kiefernadeln mit 1 l siedendem Wasser übergießen, 15 Minuten bedeckt ziehen lassen und dann abseihen. Der Tee kann über den Tag verteilt getrunken werden.

Kiefernnadelbad
Für ein entspannendes Bad 1 l kräftigen Kiefernnadeltee und ein paar gewaschene frische Kiefernnadeln in einem Säckchen in das Badewasser geben.

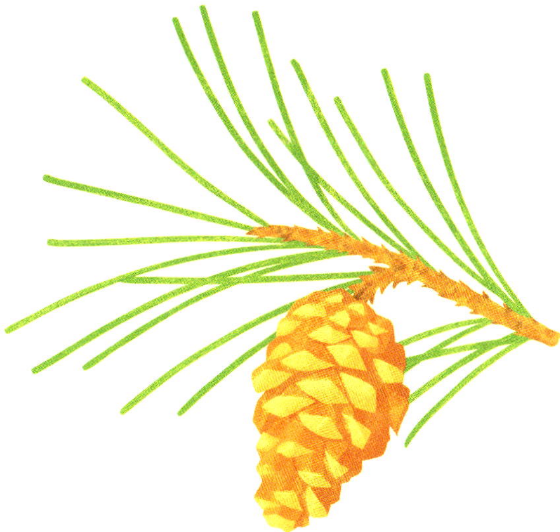

Wirkung auf körperlicher Ebene	Wirkung auf geistiger und emotionaler Ebene	Räucherwerk
Sanft erwärmend, entzündungshemmend, antibakteriell, schleimfördernd. Unterstützt die Heilung bei Erkrankungen der Atemwege, rheumatischen und neuralgischen Schmerzen, stärkt die Nierenenergie.	Stärkt das Selbstvertrauen, wirkt erfrischend und aufbauend bei seelischer und körperlicher Erschöpfung, lässt durchatmen, unterstützt bei schwierigen Entscheidungen.	Man kann Harz, Holz und Rinde gemeinsam verwenden. Vor dem Räuchern im Mörser zerkleinern. Ideale Tage zum Ernten des Harzes sind die heißesten Tage im Sommer. Die Kiefer eignet sich gut für Räuchermischungen mit Weihrauch, Schafgarbe und Kampfer.

Verbascum thapsiforme

Königskerze

Standort	Duft	Qualität
Gedeiht an Bahndämmen, auf Schutt und steinigen Hängen.	Fein, warm, honigartig	Warm und trocken

Organzuordnung	Säftebezug
Lunge	Klärt Hitze und das rechte Maß an Feuchtigkeit.

TRADITIONELLE NUTZUNG

Die wahrhaft königliche Pflanzenkerze mit dem schillernden Blütengelb leuchtet einem aufmunternd von weitem entgegen. Sie wärmt und gibt Licht in Krisen. Kerzengerade erhebt sich die stattliche Pflanze weit über das Grün der anderen Pflanzen und sie wächst auch Menschen über den Kopf. Die Königskerze öffnet täglich nur ein paar zart duftende Blüten, die an langen Blütenständen in Büscheln vereint sind und nie alle auf einmal blühen. Kaum ist ein »Licht« erloschen, geht das nächste auf. Bevor die Königskerze erstmals blüht, nimmt sie sich ein Jahr Zeit, eine Blattrosette zu entwickeln. Die Blätter sind samtig weich und in einen wolligen Haarpelz gehüllt. Dieser verhalf der Königskerze zum Namen Wollkraut. Sie heißt auch Wetterkerze, weil der Volksglaube meinte, dass sie das Haus vor Blitzschlag schütze.

»Wer ein schwaches und trauriges Herz hat, soll Königskerzen zusammen mit Fleisch, Fisch oder Kuchen kochen und essen, dann wird sein Herz wieder gekräftigt und wieder freudig werden. Wer in der Stimme, in der Kehle heiser ist und in der Brust Schmerzen hat, der koche Königskerze und Fenchel in gleichen Teilen mit gutem Wein. Abseihen und oft trinken, dadurch wird die Stimme wiedererlangt und die Brust wird geheilt.«

Hildegard von Bingen

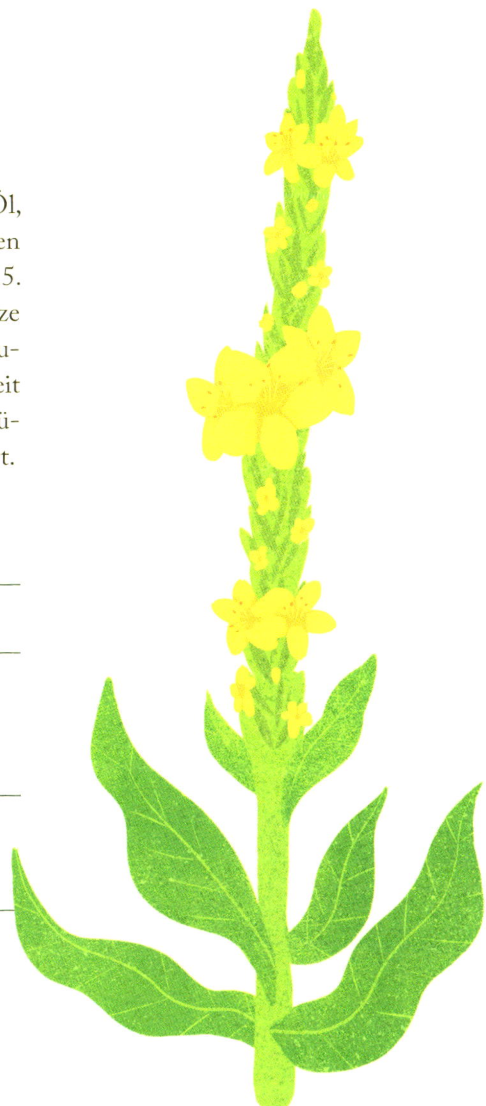

Die Stängel der Pflanze wurden in Öl, Harz, Pech oder Wachs getaucht und dienten als Fackeln. Zu Mariä Himmelfahrt am 15. August ist die Königskerze, auch Marienkerze genannt, das prachtvolle Mittelstück der Kräuterbüschel, die Mensch und Tier vor Krankheit bewahren sollen. Das vorjährige Kräuterbüschel wird in Haus, Hof und Stall verräuchert.

Wirkung auf körperlicher Ebene

Hilft bei Reizhusten und Heiserkeit, löst Bronchialschleim.

Wirkung auf geistiger und emotionaler Ebene

Richtet von innen auf, baut bei Streit Spannungen ab, wirkt Elektrosmog entgegen, reinigt negative Energien in Räumen.

Räucherwerk

Man verwendet die im Sommer geernteten Blüten und Samen. Gut zu mischen mit Arnika, Johanniskraut und Wermut.

Lavandula angustifolia

Lavendel

Standort	Duft	Qualität
In Gärten und lichten Laubwäldern	Aromatisch frisch, süß	Warm und trocken

Organzuordnung	Säftebezug
Herz, Leber	Klärt kaltes Phlegma.

TRADITIONELLE NUTZUNG

Seit Jahrtausenden verzaubert Lavendel mit seinen duftenden blauen Blüten die Menschen. Die Römer parfümierten ihr Badewasser mit diesem Duftkraut und wuschen auch ihre Kleider in Lavendelsud. Ein anstrengender Tag ohne entspannendes Lavendelbad war für viele Römer kaum vorstellbar. Die römischen Soldaten verwendeten ihn als Wundarznei und zur Beruhigung der Nerven. Auch Paracelsus verwendete die Heilpflanze als Nervenmittel. Hildegard von Bingen empfahl ihn für verschiedene Leiden:

> »Der Lavendel ist warm und trocken, seine Wärme ist gesund. Wer Lavendel in Wein kocht oder, wenn er keinen Wein hat, mit Honig und Wasser kocht und so lau oft trinkt, der mildert den Schmerz in der Leber und in der Lunge.«

Heute nutzt man die desinfizierenden und entspannenden Eigenschaften des Lavendels in der pharmakologischen Duftheilkunde. Er wirkt antibakteriell, antiviral, entzündungshemmend, pflegend und beruhigend, ohne müde zu machen. Tee aus den Blüten wird bei innerer Unruhe, nervöser Erschöpfung, Einschlafstörungen, Herzklopfen und Altersschwäche empfohlen. Er gehört zu den krampflösenden, blähungstreibenden Magenmitteln. Im Garten verbreitet er nicht nur aromatischen Duft und mediterrane Schönheit, er eignet sich auch zur Abwehr von Mücken.

Zur Haut- und Haarpflege wird sein ätherisches Öl als Badeöl und Seife verwendet. Ich empfehle Lavendel auch bei Nagelpilz und zur Abschwellung von Insektenstichen. Der wohltuende Duft findet sich in Säckchen mit Lavendelblüten für den Kleiderschrank oder in Speisen, die mit Lavendel gewürzt sind.

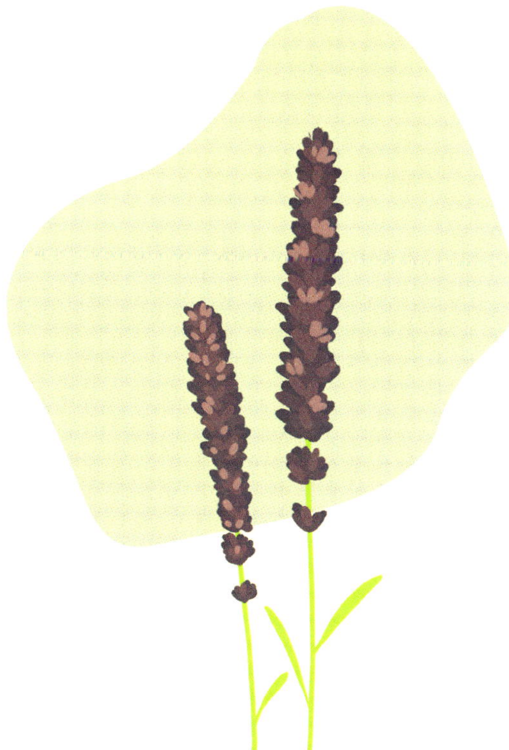

Wirkung auf körperlicher Ebene	Wirkung auf geistiger und emotionaler Ebene	Räucherwerk
Lavendelblüten wirken leicht beruhigend auf das Zentralnervensystem und sind außerdem reinigend und desinfizierend.	Lavendel wurde auch Muttergottespflanze genannt, die Körper, Geist und Seele rein wäscht, böse Geister und unreine Gedanken vertreibt. Besänftigt, wirkt klärend und ausgleichend. Beruhigt die Nerven, fördert den Schlaf.	Man erntet Blüten und Blätter an sonnigen Vormittagen im Sommer. Zum Mischen eignen sich Rose und Melisse. Geräuchert wird zur Segnung von Kindern und Säuglingen, um das »dritte Auge« zu öffnen und für klare Visionen.

Taraxum officinale

Löwenzahn

Standort	Duft	Qualität
Gedeiht an Quellen, Bächen und auf Wiesen.	Herber Geruch der zerkleinerten Wurzel	Kalt und trocken

Organzuordnung	Säftebezug
Leber, Magen	Kühlt überhitzte Gelbgalle.

TRADITIONELLE NUTZUNG

Im Volksmund hat der Löwenzahn etwa 500 verschiedene Bezeichnungen wie Teufelsblume, Pfaffenplatte und – wegen seiner harntreibenden Wirkung – auch Pissblume. Heute nennt man ihn auch Puste-, Butter- sowie Kuhblume. Die Bezeichnung Löwenzahn erhielt die Pflanze ihrer gezähnten Blätter wegen, sie geht auf den lateinischen Begriff »dens leonis« (= Zahn des Löwen) zurück.

Taraxum officinale kommt ursprünglich aus dem Griechischen: »Taraxis« bedeutet »Augenentzündung« und »akeomai« steht für »ich heile«. Löwenzahn wurde in der Antike als Augenheiler genutzt. Seine gelbe Farbe wird in den Analogielehren mit der Galle und Leber in Verbindung gebracht, darum war die Pflanze im Mittelalter eines der wenigen Mittel gegen Gelbsucht. In der Volksheilkunde wird der Saft als Warzenmittel gelobt.

»Trotz deiner schönen Blumen will dich keine Vase haben. Doch für den kranken Menschen schenkst du wundervolle Gaben.«

Pfarrer Hermann Wagner über den Löwenzahn

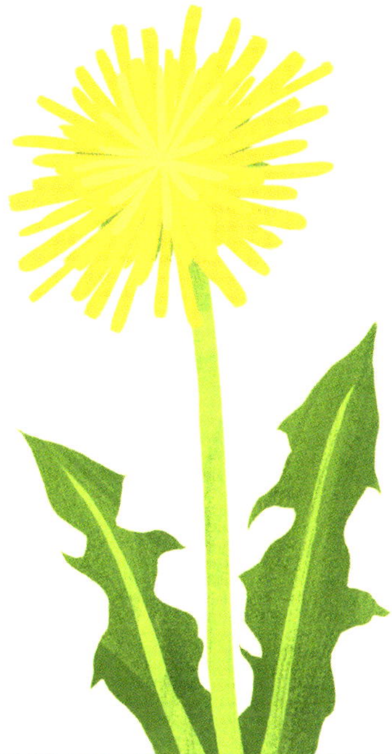

Wirkung auf körperlicher Ebene	**Wirkung auf geistiger und emotionaler Ebene**
Harntreibend, kühlend, trocknend, entschlackend, wird bei chronischen Entzündungen der Atemwege und zur Blutreinigung eingesetzt, bei Magen- und anderen Geschwüren.	Hilft Verborgenes und Unbewusstes ans Licht zu holen, kann die Hellsichtigkeit fördern, ist eine starke Schutzpflanze.

Räucherwerk

Zum Räuchern verwendet man die zerkleinerte Wurzel, die im September/Oktober ausgegraben wird. Löwenzahn eignet sich gut als Räucherpflanze für Samhain/Allerheiligen in Kombination mit Mistel, Eisenkraut, Holunder, Weihrauch, Johanniskraut und Iriswurzel.

Filipendula ulmaria

Mädesüß

Standort	Duft	Qualität
Wächst auf feuchten Wiesen und an Flussufern.	Frisch, zart-süß, mit bittermandelartigem Geruch, beim Räuchern würzig	Kalt und trocken

Organzuordnung	Säftebezug
Leber, Niere, Gallenblase, Dickdarm, Magen	Dämpft gelbgallige Hitze.

TRADITIONELLE NUTZUNG

Der Name Mädesüß stammt vermutlich aus dem Englischen und bedeutet so viel wie »meadow sweet« (süße Wiese). Bei den Kelten galt die Pflanze als eine der heiligsten. Die Wirkung beruht auf der in der Pflanze enthaltenen Salicylsäure. Bis zur synthetischen Herstellung lieferte das Mädesüß den Rohstoff für Aspirin.

Der deutsche Naturforscher, Arzt und Botaniker Adam Lonitzer (1528–1586) empfahl das Mädesüß gegen Menstruationsbeschwerden und zur Anregung der Darmsekretion sowie des Gallenflusses.

TIPP • TIPP • TIPP •

Mädesüßtee bei Erkältung

1 TL frische oder getrocknete Mädesüßblüten mit 250 ml siedendem Wasser übergießen. 10 Minuten ziehen lassen, dann abseihen. Über den Tag verteilt 2 Tassen trinken.

TIPP • TIPP • TIPP •

Mädesüßtinktur bei Kopfschmerzen

Bei Kopfschmerzen oder den ersten Anzeichen eines Migräneanfalls können einige Tropfen Mädesüßtinktur helfen. Achtung: Diese Heilmittel ist nicht für Kinder und Jugendliche geeignet, da es Alkohol enthält.

Für die Tinktur 2 frische Blütenköpfe Mädesüß, 4 Stängel getrockneten Waldmeister und 2 EL frische oder getrocknete geschnittene Baldrianwurzel in ein verschließbares Glas geben. Mit 40%-igem Korn bedecken und 4–6 Wochen auf einem Fensterbrett ziehen lassen. Einmal täglich schütteln. Danach durch ein feines Sieb oder einen Kaffeefilter in eine dunkle Flasche abseihen. Bei Bedarf ein- bis zweimal täglich 20 Tropfen anwenden.

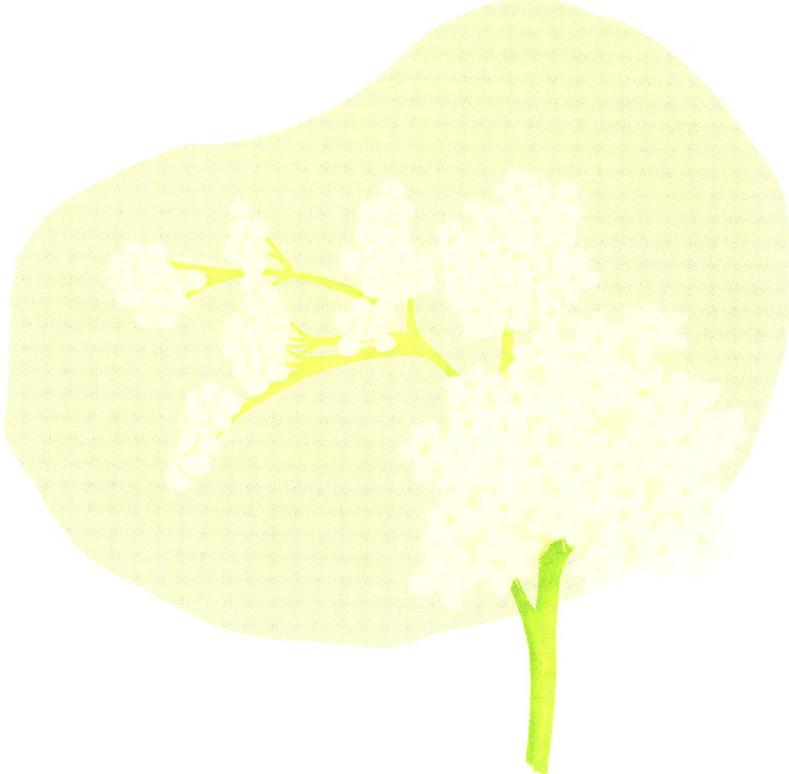

Wirkung auf körperlicher Ebene	Wirkung auf geistiger und emotionaler Ebene	Räucherwerk
Verteilend und aufweichend bei zähem Schleim, ausleitend, trocknend und kühlend, entzündungshemmend, fiebersenkend. Bei Erkältungskrankheiten, Migräne, Kopfschmerzen, Gicht und Rheuma.	Hilft allen, die sich zu viel sorgen, schafft eine angenehme und ruhige Stimmung, eignet sich sehr gut als Ritualpflanze. Steht für Neuanfang.	Verwendet werden zum Räuchern hauptsächlich die Blüten. Um den Duft zu intensivieren, können die Blüten auch mit Blättern und Stängeln vermischt werden. Mädesüß lässt sich auch sehr gut kombinieren mit Holunder, Lavendel und Fichte.

Melissa officinalis

Melisse

Standort	Duft	Qualität
Gedeiht in Gärten und in sonniger windgeschützter Lage.	Aromatisch, nach Zitrone	Warm und trocken

Organzuordnung	Säftebezug
Leber, Magen, Herz	Entfernt melancholische Feuchte, reinigt das Blut von Melancholera.

TRADITIONELLE NUTZUNG

Die Melisse mit ihrem Zitronenduft war bereits den Griechen und Römern als Bienenfutter, Heil- und Gewürzpflanze bekannt. Die Römer waren wohl die Ersten, die über die therapeutische Anwendung der Melisse schrieben. Sie wurde in erster Linie als Herz- und Magenmittel verwendet.

Hildegard von Bingen nannte die Melisse auch »Bienenauge« und meinte, dass sie das Herz glücklich mache, weil sie die Kräfte von 15 anderen Kräutern in sich trage. Volkstümliche Namen wie Herztrost, Herzkraut oder Herzbrot zeugen von der Wirkung bei Herzkrankheiten und melancholischen Zuständen.

Auch Paracelsus wandte die Pflanze im Sinne der Signaturenlehre wegen ihrer herzförmigen Blätter bei Herzkrankheiten an:

»Melisse ist von allen Dingen, die die Erde hervorbringt, das beste Kraut für das Herz.«

Wohl am bekanntesten ist bis heute der »Klosterfrau-Melissengeist« nach einer Rezeptur der Klosterapothekerin Maria Clementine Martin (Anfang des 19. Jahrhunderts). Er wirkt, wenn sich etwas »auf den Magen geschlagen hat«, bei Völlegefühl und/oder Nervosität.

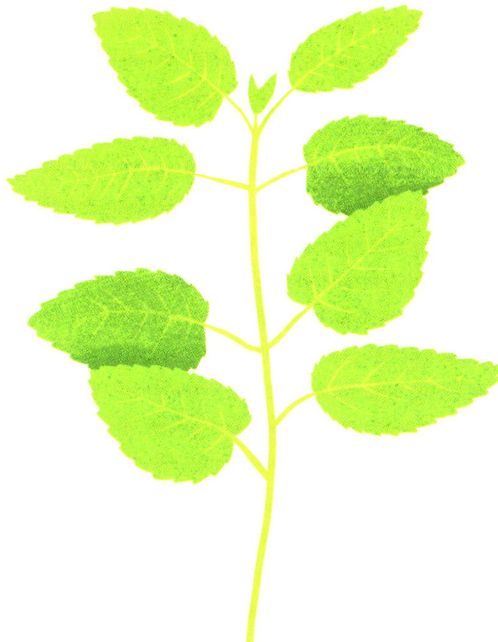

Wirkung auf körperlicher Ebene	**Wirkung auf geistiger und emotionaler Ebene**
Wird bei nervös bedingten Leiden von Herz, Magen und Darm empfohlen.	Hellt melancholische Stimmungen auf, lindert Stressfolgen, hilft, die innere Balance zu finden, und bei Liebeskummer.

Räucherwerk

Zum Räuchern nehmen wir die oberirdischen Teile, die Stängel und Blätter. Der feine Melissenduft verfliegt schnell beim Räuchern, daher kann man die Pflanze gut mit Harzen mischen.

Viscum album

Mistel

Standort	Duft	Qualität
Wächst auf Bäumen.	Warm, krautig-würzig	Neutrale Wärme und feucht
Organzuordnung	**Säftebezug**	
Herz, Niere, Leber	Entfernt melancholische Feuchte, reinigt das Blut von Melancholera.	

TRADITIONELLE NUTZUNG

Die Mistel wird in der Literatur als Halbschmarotzer geführt, sie lebt mit dem Baum aber in Symbiose. Der Baum nährt die Mistel und die Mistel schafft für ihn ein erträgliches Umfeld.

»Druidenfuß, Heil aller Schäden« – die Mistel trägt viele Namen. Der Halbschmarotzer wächst gegen die Zeit und bildet im Winter giftige Früchte aus. Zur Wintersonnenwende schnitten die Druiden die Mistel mit goldenen Sicheln und fingen sie in weißen Tüchern auf, damit sie nicht den Boden berührte. Sie wurde zu Heil- und Zaubertränken verarbeitet. Ein Kuss unter dem Mistelzweig verspricht noch heute Liebesglück und Fruchtbarkeit. Ein Mistelzweig, am 21. Dezember geschnitten und über der Haustüre aufgehängt, soll Hof und Tiere vor Krankheit schützen und reiche Ernte bringen. Mit Misteln als Donner- oder Hexenbesen unter dem Dach will man Feuer fernhalten.

Der Naturhistoriker Plinius der Ältere verfasste in der Naturalis Historia Band XVI, 249–251, folgende Zeilen zum keltischen Mistelkult:

»Nichts hatten die Druiden, so nannten sie ihre Priester, was ihnen heiliger gewesen wäre als die Mistel und den Baum, der sie trägt. … Es ist ein Zeichen vom Himmel, das gesandt wurde, und sie denken dies als einen Nachweis an, dass Gott selbst sich diesen Baum erwählt habe.«

Auch bei den Römern galt sie als Heil- und Fruchtbarkeitspflanze. Mistelzweige waren ein Friedenssymbol, sollten Glück bringen und böse Geister abwehren. Ein uralter Brauch

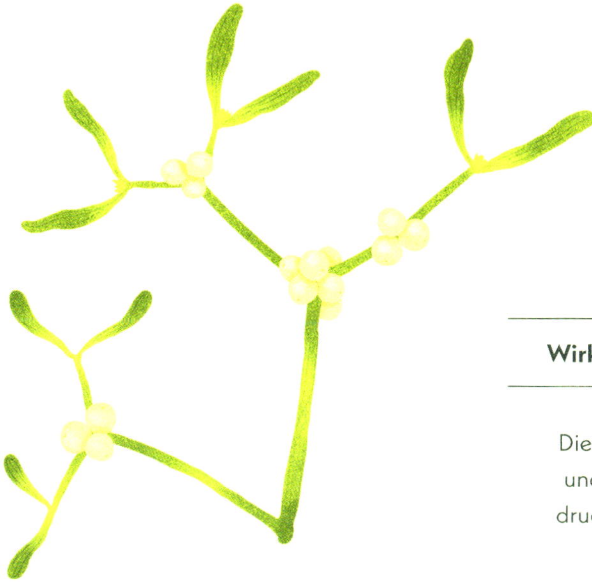

ist es auch, zur Adventzeit Misteln über die Eingangstüren zu hängen, um Böses fernzuhalten und dem Glück Einlass zu gewähren.

Der Mistel wird krampflösende, blutzuckersenkende und blutstillende Wirkung zugeschrieben. Sie wird aber auch bei Kopfschmerzen, Migräne, Konzentrationsschwäche und Schwindel eingesetzt. Ihre ausgleichende Wirkung macht die Mistel zu einem hervorragenden Herz- und Kreislaufmittel. Die heilwirkende Mistel für Tee, Tinkturen und Räucherungen soll übrigens vom Apfelbaum kommen.

TIPP • TIPP • TIPP •

Misteltee
Gesammelt werden die kleinen Mistelzweige mit Blättern von Mitte Oktober bis Mitte Dezember und von März bis April. Man setzt sie kalt an, weil durch das Erwärmen die Heilwirkung nachlässt. Dafür 2 TL Mistelblätter mit 250 ml kaltem Wasser ansetzen und 6–8 Stunden ziehen lassen.

Wirkung auf körperlicher Ebene

Die Mistel reguliert den Kreislauf und senkt geringfügig den Blutdruck, wirkt zelleregulierend und immunstimulierend.

Wirkung auf geistiger und emotionaler Ebene

Verwandelt negative Schwingungen in lichte, höhere. Bringt Licht ins Unbewusste, beruhigt das Nervensystem.

Räucherwerk

Zum Räuchern schneiden wir die Mistel zwischen Herbst und Frühjahr vom Baum und verwenden Stängel und Blätter. Gut zu mischen mit Eisenkraut und Harzen. Zur Wintersonnenwende – vom 21. auf den 22. Dezember – wird die Pflanze gerne geräuchert. Misteleräucherungen können mit ihrer förderlichen Energie den Weg zu neuer, guter Entwicklung und Gesundheit weisen.

Thymus pulegioides

Quendel

Standort	Duft	Qualität
Gedeiht an sonnigen Waldrändern, auf Trockenrasen, Felsen und an Ameisenhaufen.	Herb, krautig-würzig	Warm und trocken

Organzuordnung	Säftebezug
Magen, Niere, Lunge	Verdünnt, verzehrt und wärmt kaltes Phlegma.

TRADITIONELLE NUTZUNG

Der Quendel blüht zartrosa bis violett. Er bildet ganze Teppiche an Wegrändern und trockenen Orten. Sein unverkennbarer herb-würziger Duft ist von weitem wahrnehmbar. Der Quendel ist der wildwachsende Bruder des Gartenthymians und wird auch Feldthymian, Sandthymian, Geschwulstkraut oder Wilder Thymian genannt.

Die heilende Wirkung des Quendels gegen Lungen- und Bronchienleiden wurde erst im Mittelalter bekannt und geschätzt. Benediktinermönche brachten ihn nach Deutschland, wo er in den Klostergärten angebaut wurde. Hildegard von Bingen empfahl den Quendel bei Atemnot, Asthma und Keuchhusten.

In der Naturheilkunde lässt sich die Heilpflanze fast genauso verwenden wie Thymian. Der Quendel hat eine krampflösende, desinfizierende und schleimlösende Wirkung und hilft bei Hustenreiz, Keuchhusten oder Asthma. Er gilt auch als ausgesprochenes Frauenkraut gegen Menstruationskrämpfe und zur Regulierung der Monatsblutung.

Quendel beruhigt und sorgt dafür, dass man leichter ein- und besser durchschläft. Äußerlich nutzt man einen Aufguss bei Entzündungen der Haut, Prellungen und Quetschungen. Quendel-Hydrolat ist gut bei Akne, unreiner Haut und bei Neurodermitis zur Juckreizlinderung. Als Speisenwürze macht er Gerichte bekömmlicher.

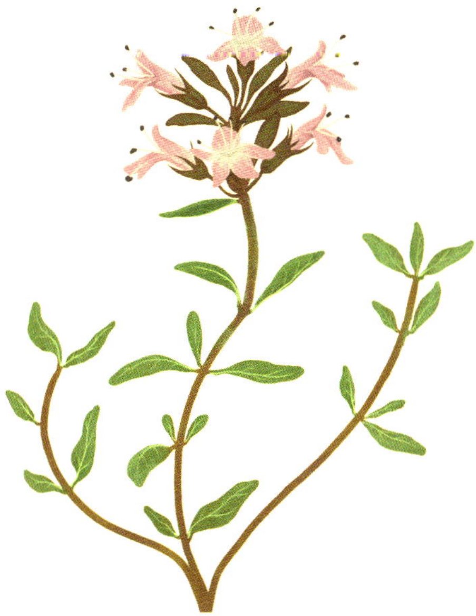

Wirkung auf körperlicher Ebene	Wirkung auf geistiger und emotionaler Ebene	Räucherwerk
Wird gegen Husten sowie Magen- und Darmerkrankungen eingesetzt.	Stärkt das Selbstvertrauen und Durchhaltevermögen, regt die Kraft zur Abgrenzung an.	Zum Räuchern verwendet man die Blüten. Gut zu mischen mit Lavendel, Fichtenharz, Melisse, Spitzwegerich, Schlüsselblume, Tausendgüldenkraut, Rosmarin.

Rosa gallica, Rosa canina

Rose

u. a. Arten

Standort	Duft	Qualität
Wächst hauptsächlich in Gärten.	Blumig-süß	Kalt und trocken

Organzuordnung	Säftebezug
Herz, Magen	Klärt Sanguis-Hitze.

TRADITIONELLE NUTZUNG

Die unendlich scheinende Vielfalt der Blüten und ihr bezaubernder Duft machen die Rose zur Königin der Blumen. Die gesundheitsfördernden Kräfte und die harmonisierende Wirkung der Damaszener-Rose waren schon in der Antike bekannt und 2013 wurde sie zur Heilpflanze des Jahres.

Im Mittelalter wurde die Rose auch Apothekerrose genannt, da sie von Apothekern und in Klöstern angebaut wurde. Die Rose gilt als Universalmittel der Pflanzenheilkunde und kann sowohl innerlich als auch äußerlich angewendet werden. Es können alle duftenden, ungespritzten Rosen verwendet werden, die im Garten wachsen. Den Rosenduft bewirken die ätherischen Öle in den Rosenblättern. Man sollte die Rose am frühen Morgen ernten, dann ist das meiste ätherische Öl in den Blättern enthalten. Das ätherische Öl und die Gerbstoffe der Rose wirken entzündungshemmend, antibakteriell und fiebersenkend. So können Sie bei Insektenstichen die Blütenblätter in der Hand zerreiben und direkt auf den Stich legen. Schwellung und Juckreiz gehen rasch zurück. Zerriebene Rosenblätter können auch bei Ekzemen und kleineren Hautverletzungen angewendet werden.

Die stimmungsaufhellende und harmonisierende Wirkung der Rose entfaltet sie auch beim Räuchern mit ihrem zarten, süßen, sinnlichen Duft. Eine Räucherung mit Rosenblütenblättern vertreibt negative Energie, schenkt innere Ruhe, wirkt entspannend und gleichzeitig belebend. Innere Blockaden können vorsichtig gelöst werden, so kommt die Energie wieder in Fluss. Gemeinsam mit Rosenblütenblättern verräucherter Rosenweihrauch verstärkt den Duft.

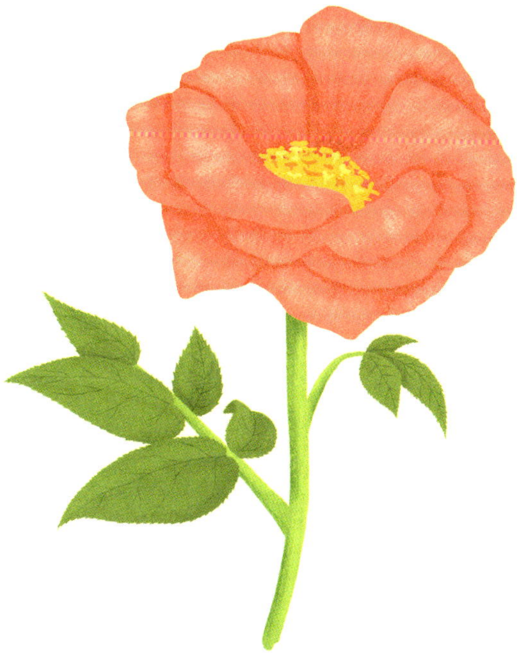

Wirkung auf körperlicher Ebene	Wirkung auf geistiger und emotionaler Ebene
Wird vorwiegend bei Haut- und Schleimhautentzündungen genutzt.	Öffnet das Herz, fördert Harmonie in Beziehungen, wirkt aphrodisierend. Weiht und segnet.

Räucherwerk

Man erntet die Blütenblätter kurz nach dem Aufblühen. Wenn man beim Räuchern einen intensiveren Rosengeruch möchte, kann man ätherisches, naturreines Rosenöl auf etwas Sandelholz geben. Gut zu mischen mit Lavendel, Kamille, Salbei, Sandelholz, Weihrauch und Myrrhe.

Rosmarinus officinalis

Rosmarin

Standort	Duft	Qualität
Wächst an windgeschützten, sonnigen steinigen Berghängen oder in Gärten.	Würzig-erfrischend	Warm und trocken

Organzuordnung	Säftebezug
Milz, Nieren, Gallenblase, Lunge, Herz	Fördert das Sanguis-Prinzip, entfernt grobe Feuchtigkeit aus dem Blut.

TRADITIONELLE NUTZUNG

Der Name Rosmarin ist lateinisch (»ros marinus«) und bedeutet »Tau des Meeres«. In der Antike spielte der Rosmarin als Heilpflanze keine große Rolle; als Arzneipflanze ist er erst in der Klosterheilkunde wegen seiner verdauungsfördernden Wirkung hoffähig geworden. Im 16. Jahrhundert gab es das erste destillierte Parfüm aus Rosmarin. Die Pflanze wurde damals zur Stärkung des Gedächtnisses, zur Erhaltung jugendlicher Frische, als vorbeugendes Mittel gegen die Pest und als Mundwasser empfohlen.

Rosmarin wärmt besonders in der kalten Jahreszeit, schenkt Ausdauer, Mut, Kraft, Lebendigkeit genauso wie Beständigkeit. Zugleich ist er eines der wenigen Kräuter, die niedrigen Blutdruck ausgleichen, und Herz wie Kreislauf stärken.

Einst wurde Rosmarin bei Hochzeitszeremonien eingesetzt. Als Räucherpflanze begleitet Rosmarin vor allem Trauernde zurück zu Lebensfreude und Fröhlichkeit. Er verscheucht schwere Gedanken, öffnet das Herz, reinigt, schützt und ist für Menschen zu empfehlen, die schwer loslassen können und hohe Ansprüche an sich selbst stellen. Rosmarin wird wegen der anregenden Wirkung auch gerne für Liebesräucherungen verwendet.

TIPP • TIPP • TIPP •

Rosmarin im Garten
Rosmarin gedeiht im Garten und am Balkon am besten an sonnigen, warmen und geschützten Standorten. Da die Pflanze nur bedingt winterhart ist, sollte man Rosmarin in kälteren Regionen eher im Topf anpflanzen und an einem geschützten Ort überwintern.

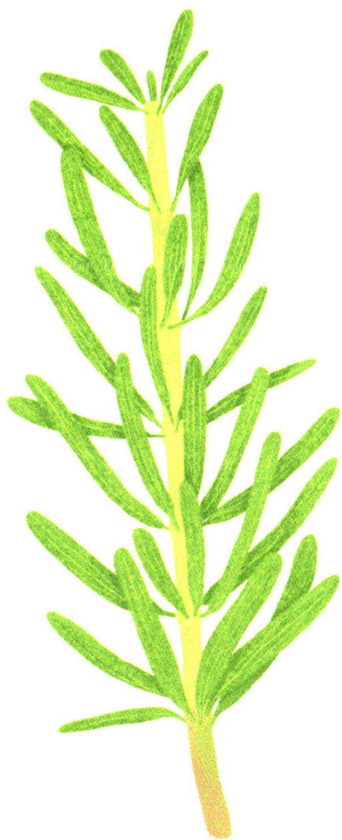

»Rosmarin stärkt das Hirn
und allerley Sinne.
Es ist gut zu zitternden und
lahmen Gliedern.«

Leonhard Fuchs,
New Kreutterbuch

Wirkung auf körperlicher Ebene

Hilft bei Arthritis, gegen Bauchschmerzen, niedrigen Blutdruck, Neuralgien im Gesicht, Ischiasbeschwerden, Knochen- und Muskelerkrankungen, Prellungen, Schwindel und auch Verdauungsbeschwerden.

Wirkung auf geistiger und emotionaler Ebene

Klärt den Geist, unterstützt Veränderung und Tatkraft, fördert das Loslassen in der Trauerarbeit, wirkt sich positiv auf die Konzentrationsfähigkeit aus und stärkt das Gedächtnis. Anregend bei Niedergeschlagenheit und Erschöpfung.

Räucherwerk

Zum Räuchern verwendet man die Blätter und Triebspitzen. Gut zu mischen mit Basilikum, Lavendel, Melisse, Thymian, Ysop, Wacholder und Weihrauch.

Salvia officinalis

Salbei

Standort	Duft	Qualität
Stammt aus dem Mittelmeerraum und liebt steinig-trockenen Kalkboden.	Aromatisch, herb-harzig	Warm und trocken

Organzuordnung	Säftebezug
Lunge, Magen	Trocknet übermäßige Feuchtigkeit.

TRADITIONELLE NUTZUNG

Schon allein der botanische Name »Salvia officinalis« weist auf seine Heilfähigkeit hin: Salvia kommt vom Lateinischen »salvare«, was »heilen« bedeutet, während »officinalis« auf eine arzneilich wirksame Pflanze hinweist. Der Salbei hatte im Mittelalter den Ruf, ewiges Leben zu bringen. Kein Wunder, dass die Mönche damals schrieben: »Cur moriatur homo, cui salvia crescit in horto?« – »Warum sollte ein Mensch sterben, dem Salbei wächst im Garten?«

Als Tinktur hilft Salbei äußerlich bei Insektenstichen und in alten Heilkräuterbüchern steht:

»Salbei heilt die Wunden der giftigen Thier Biß.«

Hildegard von Bingen beschrieb die Heilwirkung des Salbeis in ihrer *Physica*:

»Er wächst mehr aus Sonnenwärme als Erdfeuchte und nützt gegen kraftlose Säfte, weil er trocken ist. Roh und gekocht ist er dem gut zu essen, welchen schädigende Säfte erschöpfen, da er diese aufzehrt.«

Pfarrer Kneipp nannte den Salbei ein »Lebenselixier par excellence«.

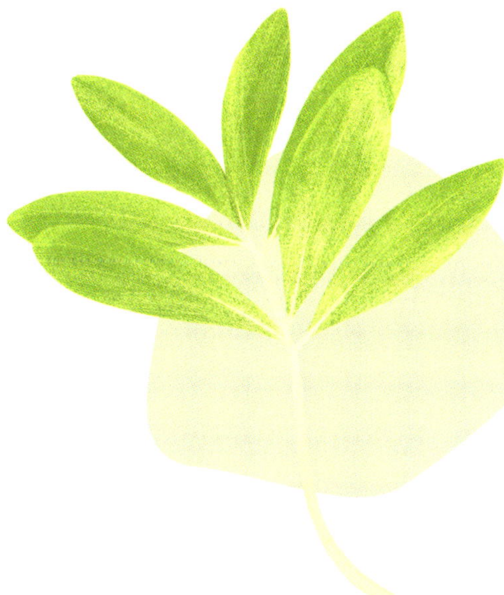

Wirkung auf körperlicher Ebene	
Die zusammenziehende und desinfizierende Wirkung des Salbeis wird bei Halsentzündungen und -schmerzen genutzt. Salbei ist auch schweißhemmend, wirkt antibakteriell, blutstillend, harntreibend, krampflösend und tonisierend.	

Wirkung auf geistiger und emotionaler Ebene	Räucherwerk
Reinigt Häuser, Wohnungen und Räume, beseitigt negative Energie, steigert die Konzentration und verbessert das Gedächtnis.	Genauso wie Beifuß kann man getrockneten Salbei zusammenballen und räuchern – ohne Kohle. Man muss nur fleißig Luft zufächern. Gut zu mischen mit Beifuß, Lavendel und Rosmarin.

Achillea millefolium

Schafgarbe

Standort	Duft	Qualität
Gedeiht an trockenen und sonnigen Standorten.	Leicht feinwürzig	Warm und trocken

Organzuordnung	Säftebezug
Milz, Leber, Herz, Blase	Wirkt anregend auf das Sanguis-Prinzip.

TRADITIONELLE NUTZUNG

Die Schafgarbe schenkt viel Heilsames. »Garbe« bedeutet die Heilende, die vieles ausgleicht. Die Pflanze wurde im Mittelalter »Augenbraue der Venus« genannt. Zart geschwungen, filigran und anmutig – so sehen die jungen Blüten der Schafgarbe aus, verständlich, dass sie mit der Göttin der Liebe und Schönheit in Zusammenhang gebracht wurde.

Schafgarbe hilft uns, wieder in unsere Mitte zu finden. Die Blüte der Schafgarbe erinnert an eine Dolde, aber bei näherem Betrachten erkennt man den Korb voller Einzelblüten, darum gehört sie zur Gattung der Korbblütler.

Hirten gaben das Kraut ihren Schafen, wenn sie krank waren, daher der Name Schafgarbe. Sie wurde auch Soldatenkraut genannt, weil sie die Heilung von Wunden beschleunigte. Schon Pfarrer Kneipp schreibt in seinen Büchern: »Wüssten die Menschen, wie gesund Schafgarbe ist, ersparten wir uns viel Leid.« Hildegard von Bingen schätzte die Schafgarbe zur Blutstillung und Wundbehandlung.

Im Hochsommer, wenn die Pflanze in voller Blüte steht, besitzt sie die meiste Heilkraft. Wegen ihrer ausgleichenden Wirkung kann Schafgarbe bei verschiedenen Beschwerden eingesetzt werden. Bei Störungen der Monatsblutung und anderen Frauenbeschwerden bringt ihre desinfizierende, entzündungshemmende und krampflösende Pflanzenkraft oft Erleichterung.

Äußerlich angewendet für Umschläge und Bäder sowie als Tee ist Schafgarbe eine Wohltat für die Haut und den ganzen Körper.

Kulinarisch nutzt man den leicht bitteren Geschmack der zarten jungen Schafgarbenblätter zur Verfeinerung von Salaten, Suppen, als Würze für Kräuterbutter, Aufstriche und fette Speisen, denn sie fördern die Fettverdauung.

Für Tinkturen und zum Trocknen verwendet man den oberen, nicht verholzten Teil mit Blüten. Das ätherische Öl und die Bitterstoffe machen die Schafgarbe zu einem aromatischen Heilmittel bei Verdauungsstörungen.

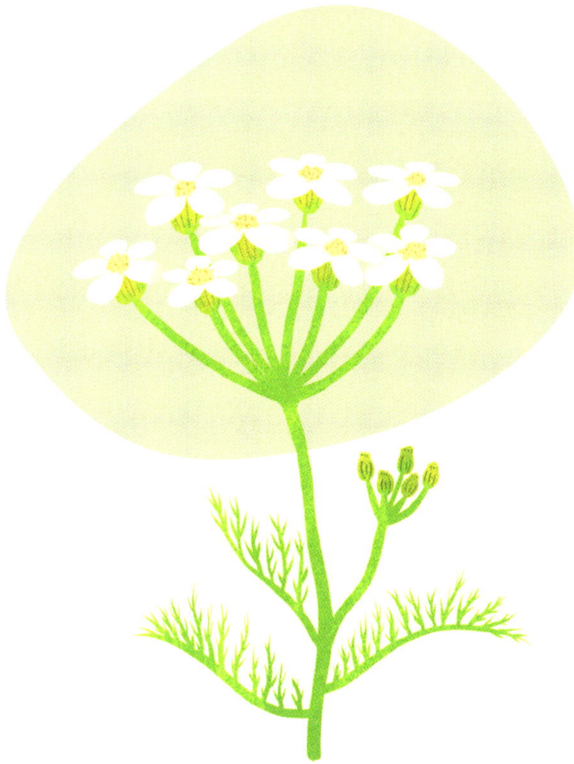

Wirkung auf körperlicher Ebene	Wirkung auf geistiger und emotionaler Ebene	Räucherwerk
Hilft, Blutungen zu stillen, bei gynäkologischen Beschwerden und Verdauungsstörungen.	Fördert Weisheit und Leichtigkeit, gibt Gelassenheit, stärkt die Intuition.	Zum Räuchern verwendet man die weißen Blüten und Stängel. Gut zu mischen mit Melisse, Muskatellersalbei, Lavendel und Kamille.

Viola odorata

Veilchen

Standort		Duft	Qualität
Gedeiht an Gräben und feuchten Wäldern.		Blumig-kräftig	Kalt und feucht
Organzuordnung		**Säftebezug**	
Lunge, Herz und Blase		Treibt Gelbgalle aus, kühlt große Hitze und lindert Schärfen (ausscheidungspflichtige Stoffe).	

TRADITIONELLE NUTZUNG

Zur Pflanzengattung der Veilchen gehören mehr als 400 verschiedene Arten. Im antiken Griechenland war das Veilchen eine heilige Blume, die bei unterschiedlichen Erkrankungen eingesetzt wurde. Hippokrates nutzte Veilchen etwa gegen Sehstörungen, Kopfschmerzen und Melancholie. Hildegard von Bingen sagt:

»Wenn jemand traurig ist, dann soll er vom Veilchenwein trinken. Das hat eine frohmachende Wirkung und stärkt die Lunge.«

Pfarrer Sebastian Kneipp schätzte Veilchen als gutes Auswurfmittel bei Husten wie auch bei Atemnot.

Wenn die Veilchen wie kleine violette Augen im Frühling aus dem Unterholz blinzeln, inspiriert die zierliche Pflanze auch zu manch dichterischer Zeile, wie das schöne Beispiel von Rainer Maria Rilke auf der rechten Seite zeigt.

TIPP • TIPP • TIPP •

Veilchen im Garten
Veilchen mögen im Garten oder am Balkon einen halbschattigen Standort. Sie haben es gerne feucht, daher sollte gerade im Sommer der Boden nie austrocknen. Nach der Blüte im Herbst wird die Pflanze abgeschnitten. Die Blüten selbst können Sie natürlich schon zuvor ernten und zum Räuchern trocknen.

»Still für sich
und doch für mich
blüht das kleine Veilchen.
Bringt mir Freud im Wintersleid für ein
ganzes Weilchen.«

Rainer Maria Rilke

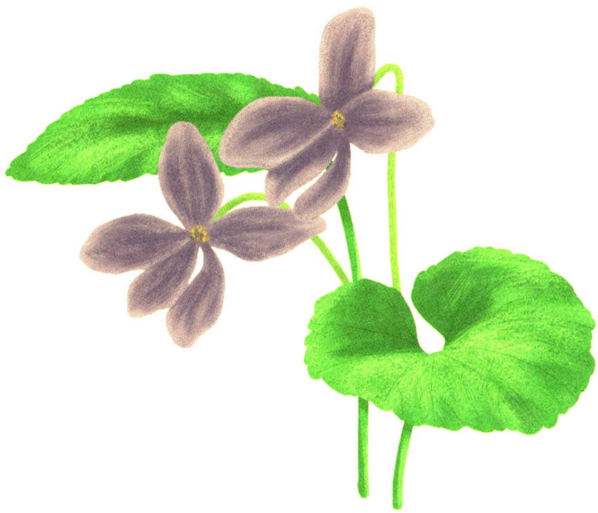

Wirkung auf körperlicher Ebene	**Wirkung auf geistiger und emotionaler Ebene**	**Räucherwerk**
Auswurffördernd bei verschleimtem wie trockenem Husten, wird bei nervösen Leiden, Hautleiden, Nieren und Blasenentzündungen eingesetzt.	Ist harmonisierend, belebend und vertreibt bedrückende Gedanken, unterstützt bei einer Meditation, die innere Ruhe zu finden, reinigt Räume, darf bei keiner Liebesräucherung fehlen.	Verwendet werden die getrockneten Blüten. Das Veilchen harmoniert beim Räuchern gut mit Lavendel, Klatschmohn, Hopfen, Nelke.

Juniperus communis

Wacholder

Standort		Duft	Qualität
Gedeiht in der Heide und an trockenen, felsigen Hängen.		Frisch, waldig	Warm und trocken
Organzuordnung		**Säftebezug**	
Nieren, Blase, Magen, Dickdarm		Zerteilt groben, zähen kalten Schleim.	

TRADITIONELLE NUTZUNG

Wacholder wird auch Kranewittbaum, Feuerbaum oder Reckholder genannt und weltweit als heilige Pflanze verehrt. Im Admonter Kräuterbuch heißt es: »Esst Kranawett und Bibernell, dann sterbt's nicht so schnell!« Einer der bekanntesten Volkssprüche lautet: »Vorm Holunder sollst du den Hut ziehen, vorm Wacholder niederknien.« Beiden Pflanzen sprach man sehr hohe Heil- und Schutzwirkung zu, verehrte sie als magische Pflanzen.

Für Heilzwecke bereitet man aus Wacholderbeeren Sirup, Tee, Tinkturen, Kräuteröl, Badezusätze oder Wacholderschnaps. Der Tee wird aus frischen oder getrockneten Früchten bereitet und bei Magen-, Gallen- und Leberbeschwerden eingesetzt. Wacholder ist auch keimtötend, verdauungsfördernd, blutreinigend, stoffwechselanregend, harntreibend und entwässernd.

TIPP • TIPP • TIPP •

Wacholdertee
Man übergießt 1 TL Beeren mit 250 ml siedendem Wasser und lässt sie 5 Minuten ziehen. Abseihen und täglich bis zu 3 Tassen trinken. Eine Kur nie länger als 3 Wochen durchführen, weil es sonst zu einer Nierenreizung kommen kann.

Wacholderbeer-Kur von Sebastian Kneipp
Am ersten Tag 1 Wacholderbeere zerkauen und schlucken, dann pro Tag um 1 Beere mehr essen, bis man bei 15 Beeren angelangt ist. Danach wieder Tag für Tag um 1 Beere reduzieren. Diese Kur hilft bei Wasseransammlungen, stärkt das Zahnfleisch sowie die Verdauung und reinigt den Atem.

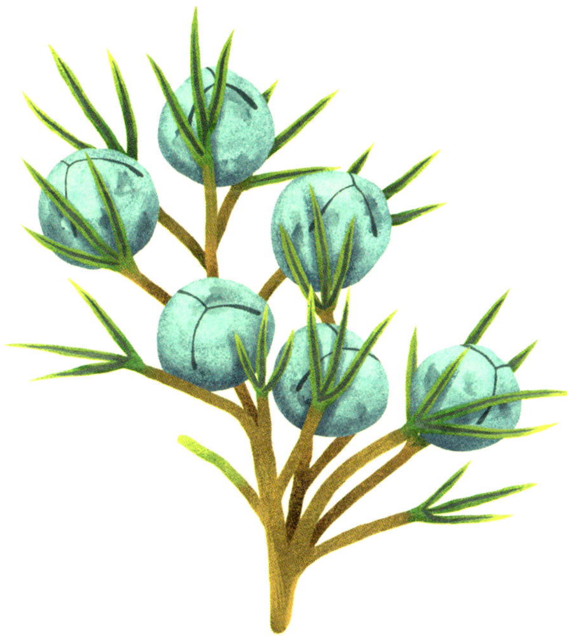

Wirkung auf körperlicher Ebene	
Wärmt und stärkt Magen, Darm und Harnwege.	
Wirkung auf geistiger und emotionaler Ebene	**Räucherwerk**
Schenkt einen klaren, wachen Geist, hält krankmachende und schädigende Einflüsse fern. Wacholder eignet sich zum Ausräuchern von Krankenzimmern und Häusern, gibt Schutz und Sicherheit.	Zum Räuchern werden Triebspitzen, Holz, Harz und Beeren verwendet. Man erntet zwischen August und Oktober. Wacholder ist in vielen Mischungen gern gesehen, etwa mit Beifuß, Salbei, Weihrauch oder Zeder.

Artemisia absinthium

Wermut

Standort	Duft	Qualität
Wächst in Gärten, an Zäunen, auf Schutthalden, alten Mauern und trockenen Plätzen.	Warm und würzig	Warm und trocken

Organzuordnung	Säftebezug
Magen, Leber, Dickdarm	Zerteilt und leitet dicken Schleim sowie feuchte Kälte aus.

TRADITIONELLE NUTZUNG

Wermut wurde schon 1550 v. Chr. im »Papyrus Ebers« des alten Ägypten erwähnt. Die beiden griechischen Ärzte Dioskurides und Galenos beschrieben die Heilpflanze als Universalmittel, das appetitanregend, verdauungsfördernd, blähungswidrig und harntreibend sowie menstruationsfördernd wirken soll. Darüber hinaus setzten die Ärzte der Antike Wermut gegen Kopfschmerzen, Gelbsucht, Mittelohrentzündung, Augenkrankheiten, Zahnbeschwerden sowie gegen die Seekrankheit ein. Auch im Mittelalter wurde das Kraut viel verwendet.

TIPP • TIPP • TIPP •

Wermuttee

Wermutkraut wird neben der Nutzung als Räuchermittel oft auch als Tinktur angewendet. Bei Verdauungsbeschwerden und Appetitlosigkeit hilft aber auch ein Tee.

Dafür 1 TL geschnittenes Wermutkraut mit 150 ml siedendem Wasser aufgießen. 10–15 Minuten ziehen lassen und dann abseihen. Um den Appetit anzuregen, etwa 30 Minuten vor der Mahlzeit trinken. Bei Verdauungsbeschwerden 30 Minuten nach der Mahlzeit anwenden. Wermutkrauttee sollte jedoch nicht länger als 2 Wochen hintereinander angewendet werden.

»Mache von Wermut einen Aufguss und feuchte damit den Kopf an. Tue das zur Nacht. Bis zum Morgen wird das Kopfweh vergehen. Der Trunk des Wermuts dämpft die Melancholie, klärt die Augen, stärket das Herz, die Lunge und Magen, reinigt die Eingeweide und bewirket gute Verdauung.«

Hildegard von Bingen

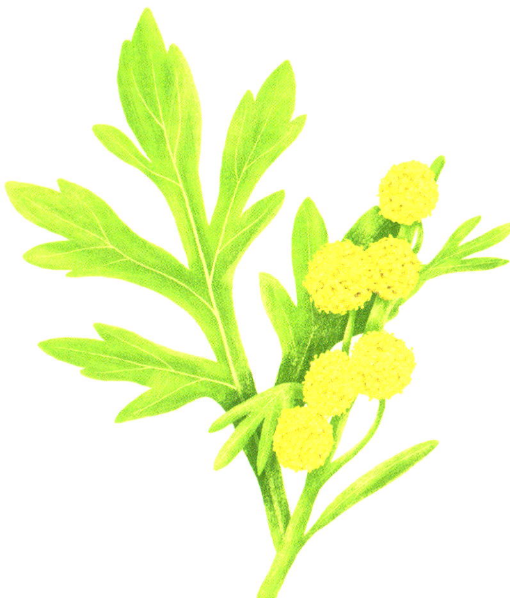

Wirkung auf körperlicher Ebene	**Wirkung auf geistiger und emotionaler Ebene**	**Räucherwerk**
Krampflösend, stark gallenfluss- und magensaftanregend, fördert Menstruation und Wehen, stärkt die Nierenenergie und lindert Mundgeruch.	Führt aus der Melancholie, gibt wieder Schwung, steigert das Selbstvertrauen, stark reinigend (nach Trennung, Tod).	Man räuchert die ganze Pflanze. Wermut passt gut zu Rosmarin, Tausendgüldenkraut und Lorbeer.

Hyssopus officinalis

Ysop

Standort		Duft	Qualität
Gedeiht an sonnigen, felsigen Heiden oder im Kräuterbeet.		Krautig-warm	Warm und trocken
Organzuordnung		**Säftebezug**	
Nieren, Dickdarm, Lunge		Leitet groben Schleim aus.	

TRADITIONELLE NUTZUNG

Der Name Ysop kommt aus dem Griechischen und bedeutet so viel wie heiliges Kraut. Die reinigende Wirkung in spirituellem Sinn kam in der Antike bei Gräbern und Kultstätten zum Einsatz. Ysop vertreibt Schwermut und stärkt die Nerven sowie die Immunkraft.

Benediktinermönche haben im 9. und 10. Jahrhundert den Ysop aus den Mittelmeerländern über die Alpen gebracht und in Klostergärten kultiviert. Auch Hildegard von Bingen lobt Ysop als Stärkungsmittel, besonders mit Hühnchen gekocht oder in Wein eingelegt.

Das Kraut ist ein sehr gutes Hausmittel bei Verschleimungen der Atemwege sowie bei Husten und Asthma. Die Inhaltsstoffe Phenol und Thujon wirken keimtötend und reinigend. Außerdem ist Ysop gut für das Gedächtnis, fördert die Konzentration und hilft bei Verdauungsstörungen.

Die Blätter des Ysops haben einen leicht bitteren, etwas herben, würzig-aromatischen Geschmack. Ysop verfeinert fast alle Suppen-, Gemüse-, Kartoffel- und Fleischgerichte, Eintöpfe und Salate, aber auch Wild und Fisch. Quark und Aufstriche macht er pikant. Er sollte aber nur sparsam verwendet werden, da er intensiv schmeckt und wirkt.

Das Heilkraut Ysop wird als Tee, Tinktur, Salbe oder Kräuteressig genutzt. Ysop in der Naturkosmetik wirkt beruhigend auf empfindliche und unreine Haut. Für juckende Kopfhaut ist Ysop-Tee als Waschwasser und zur Einreibung zu empfehlen.

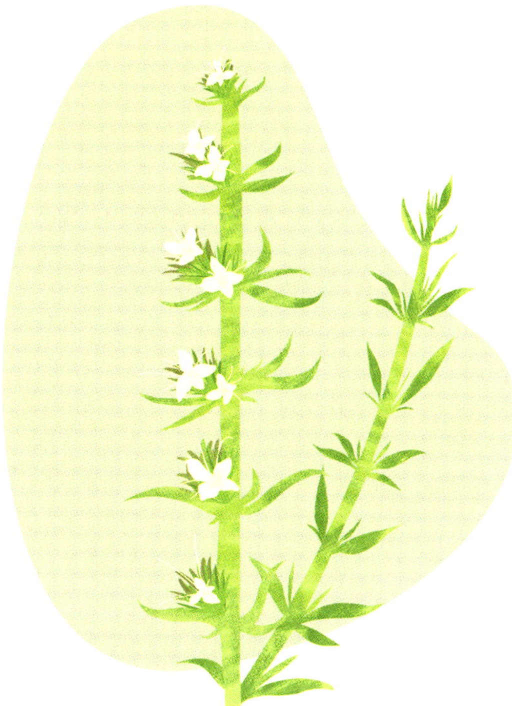

Wirkung auf körperlicher Ebene	Wirkung auf geistiger und emotionaler Ebene
Stärkt die Immunkraft und hilft bei Druck im Brustbereich.	Reinigt, klärt und inspiriert. Räuchern mit Ysop segnet Räume und Gegenstände.

Räucherwerk
Zum Räuchern erntet man im August die Blütenstände und Blätter. Gut zu mischen mit Lavendel, Lorbeer, Muskatellersalbei, Rosmarin und Weihrauch.

Sammeln von Heilpflanzen

Die Pflanzen für Räuchermischungen selbst zu sammeln, macht nicht nur Freude, sondern kann auch sehr entspannend sein. Man spaziert durch die Natur, betrachtet achtsam die Pflanzen am Wegrand und freut sich, wenn man eine Pflanze findet, die man erkennt. Allerdings gibt es einige Hinweise zu beachten:

- Jede Pflanze muss eindeutig identifiziert werden. Nehmen Sie zum Sammeln bitte unbedingt ein Pflanzenbestimmungsbuch mit.
- Einige Pflanzen sind geschützt und dürfen nicht gepflückt werden. Die meisten Pflanzen können Sie sammeln, sofern sie für den Eigenverbrauch bestimmt sind. Seltene oder auf der Roten Liste befindliche gefährdete Arten dürfen nicht gepflückt werden. Information finden Sie auf den Webseiten www.bfn.de, www.bafuadmin.ch oder unter www.umweltbundesamt.at.
- Achten Sie auf das Umfeld, in denen die Pflanzen wachsen. In der Nähe von gedüngten Äckern, stark befahrenen Straßen, Feldrändern oder von Fabriken können Pflanzen mit Unkrautvernichtungsmitteln oder Kunstdünger behandelt und/oder mit Abgasen belastet sein.
- Nicht jede Pflanze kann zur gleichen Zeit geerntet werden. Allgemein gilt: Sammeln Sie an schönen Tagen in trockenem Zustand, am besten zur Mittagszeit und bei Sonnenschein, damit die Feuchtigkeit des Morgentaus bereits abgetrocknet ist. Wurzeln können auch nachmittags geerntet werden, aber stets erst im Herbst, allerdings nur bis Ende Oktober.
- Sorgen Sie für den Fortbestand der Pflanzen in der freien Natur. Ernten Sie nur so viel, dass die Pflanze wieder austreiben kann, und achten Sie darauf, die Pflanze dabei nicht zu verletzen. Für seltenere Pflanzen ist die Zucht zu Hause empfohlen.
- Lagern Sie Ihre Heilpflanzen nicht zu lange (ein bis zwei Jahre). Am besten sammeln Sie jedes Jahr frische Pflanzen, dann enthalten sie die meisten Wirkstoffe.

TIPP • TIPP • TIPP •

Kräuter trocknen
Ihre selbst gesammelten Heilpflanzen sollten vor dem Räuchern getrocknet werden. Beim Trocknen werden die Pflanzen zuvor nicht gewaschen und niemals in der Sonne getrocknet, da sich sonst die Aromen verflüchtigen. Besser werden die Kräuter entweder als Bündel oder grob geschnitten auf einem Bettlaken ausgebreitet an einem schattigen und luftigen Ort, etwa einem Dachboden, getrocknet.

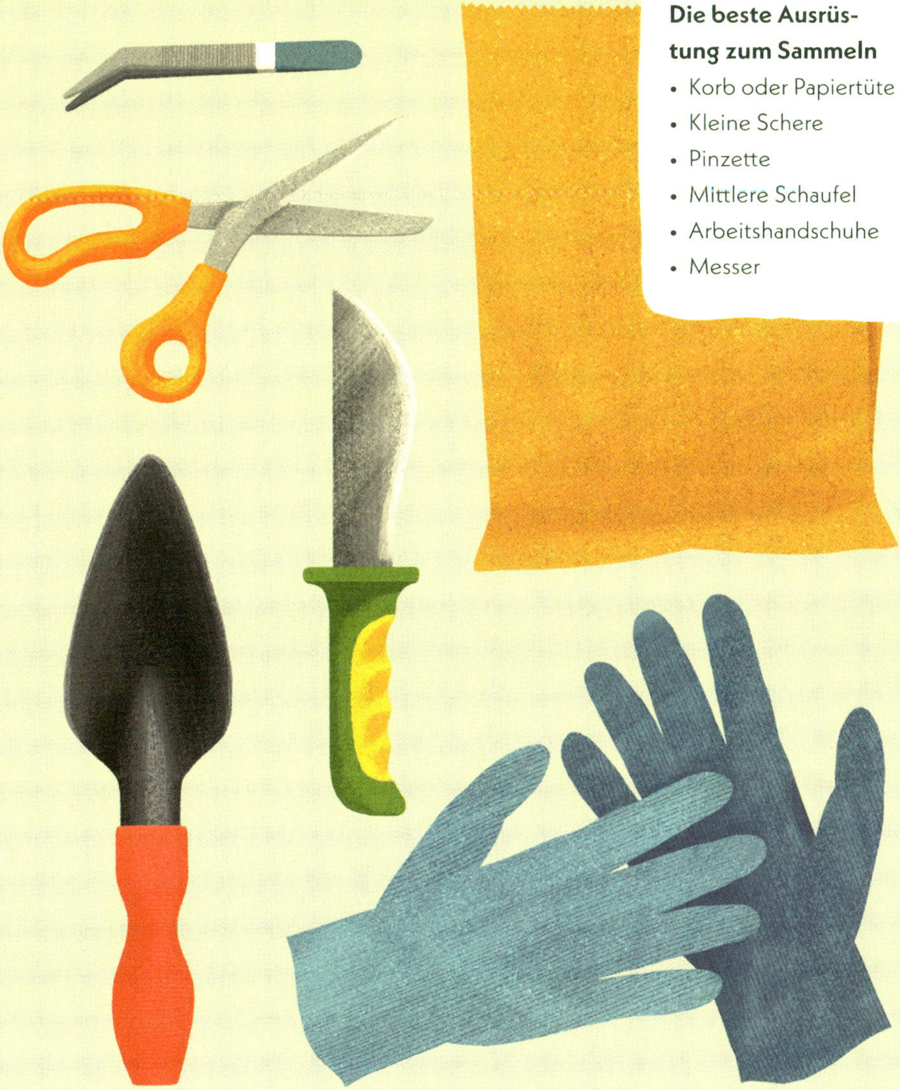

TIPP • TIPP • TIPP •

Die beste Ausrüstung zum Sammeln

- Korb oder Papiertüte
- Kleine Schere
- Pinzette
- Mittlere Schaufel
- Arbeitshandschuhe
- Messer

i

Den Sammelkalender auf Seite 124/125 können Sie über den QR-Code im Inhaltsverzeichnis zum Ausdrucken herunterladen.

	März		April		Mai		Juni		Juli	
Alant										
Arnika										
Baldrian										
Basilikum									Blatt	Blatt
Beifuß										
Dost										
Eisenkraut										
Engelwurz									Blüte	Blüte
Fenchel										
Holunder										
Hopfen							Blatt	Blatt	Blatt	Blatt
Iriswurzel										
Johanniskraut							Blüte	Blüte	Blüte	Blüte
Kamille										
Kiefer										
Königskerze									Blüte	Blüte
Lavendel									Blüte	Blüte
Löwenzahn										
Mädesüß					Blatt	Blatt	Blatt	Blüte	Blatt	Blüte
Melisse							Blatt	Blüte	Blatt	Blüte
Mistel	Blatt	Blüte	Blatt	Blüte	Blatt	Blüte				
Quendel					Blüte	Blüte	Blüte	Blüte	Blüte	Blüte
Rose nur Blütenblätter							Blüte	Blüte	Blüte	Blüte
Rosmarin										
Salbei										
Schafgarbe										
Veilchen			Blüte	Blüte	Blüte	Blüte				
Wacholder										
Wermut									Blatt	Blüte
Ysop										

Blatt   Blüte   Frucht/Samen   Wurzel   Harz

August		September		Oktober		November		Dezember		
Blatt	Blüte	Wurzel	Wurzel	Wurzel	Wurzel					Alant
Blatt	Blüte	Frucht/Samen	Wurzel	Frucht/Samen	Wurzel					Arnika
		Wurzel	Wurzel	Wurzel	Wurzel					Baldrian
Blatt	Blatt	Blatt	Blatt							Basilikum
Blatt	Blüte									Beifuß
Blatt	Blüte									Dost
Blatt	Blüte									Eisenkraut
Blüte	Blüte	Wurzel	Wurzel	Wurzel	Wurzel					Engelwurz
Frucht/Samen	Frucht/Samen	Frucht/Samen	Frucht/Samen	Frucht/Samen	Frucht/Samen					Fenchel
Frucht/Samen	Frucht/Samen	Frucht/Samen	Frucht/Samen	Wurzel	Wurzel					Holunder
Blatt	Blüte									Hopfen
		Wurzel	Wurzel	Wurzel	Wurzel					Iriswurzel
										Johanniskraut
Blüte	Blüte									Kamille
Harz	Harz									Kiefer
Blüte	Blüte									Königskerze
Blüte	Blüte									Lavendel
		Wurzel	Wurzel	Wurzel	Wurzel					Löwenzahn
Blatt	Blüte									Mädesüß
Blatt	Blüte									Melisse
				Frucht/Samen	Frucht/Samen	Frucht/Samen	Frucht/Samen	Frucht/Samen	Frucht/Samen	Mistel
										Quendel
										Rose nur Blütenblätter
Blatt	Blüte									Rosmarin
Blatt	Blatt									Salbei
Blatt	Blüte									Schafgarbe
										Veilchen
				Blatt	Frucht/Samen	Blatt	Frucht/Samen	Frucht/Samen	Frucht/Samen	Wacholder
Blatt	Blüte			Wurzel	Wurzel					Wermut
Blatt										Ysop

Blatt · Blüte · Frucht/Samen · Wurzel · Harz

Register

Zum Nachlesen

Bader, Marlis: Räuchern mit heimischen Kräutern. Anwendung, Wirkung und Rituale im Jahreskreis, 5. Auflage, Wilhelm Goldmann Verlag, München 2008

Bertschi-Stahl, Heide-Dore; Fehr-Streule, Rosmarie; Garvelmann, Friedemann; Granz, Chrischta und Raimann, Christian: Grundlagen der Traditionellen Europäischen Naturheilkunde, Bacopa Verlag, Schiedelberg 2012

Garvelmann, Friedemann: Pflanzenheilkunde in der Humoralpathologie, Richard Pflaum Verlag GmbH, München 2000

Grimm, Jacob und Grimm, Wilhelm: Deutsches Wörterbuch. 16 Bde. in 32 Teilbänden, Leipzig 1854–1961, Quellenverzeichnis Leipzig 1971. Online-Version

Herzog, Annemarie: Die Räucherapotheke für den Körper, Schirner Verlag, Darmstadt 2014

Kleiß, Hannelore: Räuchern zu heiligen Zeiten, Freya Verlag GmbH, Linz 2015

Mayer, Arnold: Traditionelle Europäische Medizin. Lehrbuch und Atlas zur TEM, Foitzick Verlag GmbH, Augsburg 2013

Möller, Birgit; Puhle, Annekatrin und Trott-Tschepe, Jürgen: Heilpflanzen für die Gesundheit, Franckh-Kosmos Verlags-GmbH, Stuttgart 2013

Ploeger, Angelika: Essen als Sinnes- und Geschmackserlebnis, als Genuss, als Entdeckungsreise für die Sinne, in: Welt des Kindes, 87. Jahrgang 2009, Heft 1, S. 8–11

Schilling, Greta: Die Vier-Säfte-Lehre zusammengefasst und aus dem Griechischen übersetzt, in: Mielke, Horst und Schöber-Butin, Bärbel: Heil- und Gewürzpflanzen – Anbau und Verwendung, hrsg. von der Biologischen Bundesanstalt für Land- und Forstwirtschaft Berlin und Braunschweig, 2007

Traversier, Rita: Westliche Pflanzen und ihre Wirkung in der TCM, Karl F. Haug Verlag, Stuttgart 2014

Wagner, Hermann: Gegen jede Krankheit ist ein Kraut gewachsen, 4. Auflage, Ruhland Verlag, Altötting 1990

Webersberger, Regina und Wintgen, Siegfried: Traditionelle Europäische Medizin. Das große Praxisbuch der westlichen Heilkunst, Kneipp-Verlag GmbH, Wien 2015

Interessante Internetadressen

arcanime.at
plantaroma.de
raeucherwerk-ratgeber.com/raeucherwerk-a-z
tem-zentrum.at
zurgnadenmutter.com/angebote/traditionelle-europaeische-medizin

i

EMPFEHLUNGEN VOM VERLAG

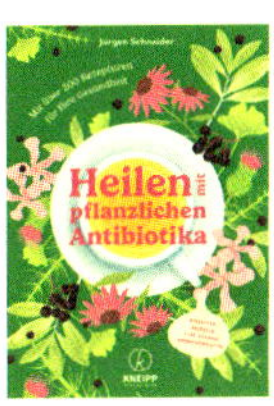

16,5 x 23,5 cm; 144 Seiten
ISBN 978-3-7088-0834-5

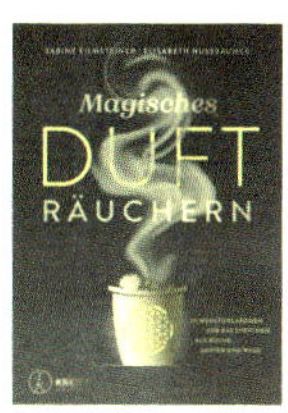

16,5 x 23,5 cm; 160 Seiten
ISBN 978-3-7088-0791-1

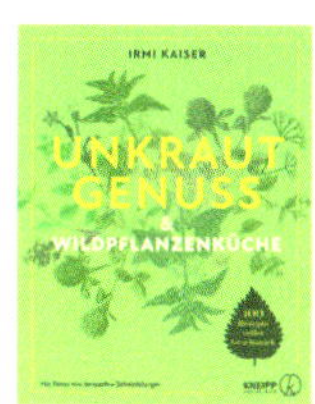

19 x 24,5 cm; 176 Seiten
ISBN 978-3-7088-0814-7

Liebe Leserin, lieber Leser!

Hat Sie das Buch inspiriert?
Haben Sie vielleicht bereits Ihre Lieblingsräuchermischung entdeckt?
Dann schreiben Sie uns doch gerne auf Facebook oder Instagram und erzählen Sie Ihrem Freundeskreis und Ihrer Buchhändlerin davon. Natürlich freuen wir uns auch, wenn Sie beim Onlinekauf eine nette Bewertung hinterlassen. Wollen Sie noch mehr erfahren? Oder mit dem Autor in Kontakt treten?
Dann können Sie uns gerne unter **post@styriabooks.at** schreiben.

Inspiration, Geschenkideen und gute Geschichten
finden Sie auf **www.styriabooks.at.**

/StyriaBuchverlage
#HeilkraftderNatur #KneippVerlagWien

STYRIA
BUCHVERLAGE

ISBN 978-3-7088-0855-0

Bücher aus der Verlagsgruppe Styria gibt es
in jeder Buchhandlung und im Onlineshop
www.styriabooks.at

Projektleitung: Kate Reiserer
Redaktionelle Mitarbeit: Else Rieger
Buch- und Covergestaltung: Simone Jauk
Illustrationen: Irish Galizdo
Autorenfoto: privat

Druck und Bindung: Florjancic
7 6 5 4 3 2 1
Printed in the EU

Wichtiger Hinweis
Dieses Buch kann nicht die ärztliche Betreuung ersetzen. Heilpflanzen nur nach Rücksprache mit Ihrem Arzt anwenden. Dies gilt besonders, wenn Sie Vorerkrankungen haben, bereits Medikamente einnehmen, schwanger sind oder stillen. Suchen Sie bei unklaren oder heftigen Beschwerden unbedingt eine Ärztin/einen Arzt auf. Ebenso, wenn die Beschwerden über einen längeren Zeitraum anhalten. Alle Inhalte und Hinweise in diesem Buch wurden vom Autor nach bestem Wissen und mit größtmöglicher Sorgfalt erstellt und geprüft. Eine Garantie für die Richtigkeit der Angaben und Rezepte kann nicht gegeben werden. Eine Haftung des Autors bzw. des Verlags und seiner Beauftragten für Personen-, Sach- und Vermögensschäden sowie Unfälle ist ausgeschlossen.